U0301821

孩子不吃饭，妈妈怎么办

·亲亲宝贝·著·

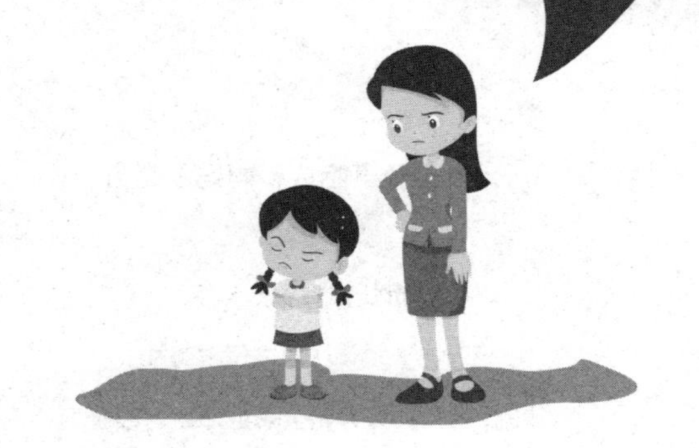

江西人民出版社
Jiangxi People's Publishing House
全国百佳出版社

图书在版编目（CIP）数据

孩子不吃饭，妈妈怎么办 / 亲亲宝贝著 -- 南昌 ：
江西人民出版社，2018.8
ISBN 978-7-210-10491-9

Ⅰ．①孩… Ⅱ．①亲… Ⅲ．①儿童－营养卫生 Ⅳ．①R153.2

中国版本图书馆CIP数据核字(2018)第125629号

孩子不吃饭，妈妈怎么办

亲亲宝贝 / 著

责任编辑 / 辛康南

出版发行 / 江西人民出版社

印刷 / 大厂回族自治县彩虹印刷有限公司

版次 / 2018年8月第1版

2018年8月第1次印刷

880毫米×1230毫米 1/32 7.5印张

字数 / 130千字

ISBN 978-7-210-10491-9

定价 / 42.00元

赣版权登字-01-2018-434

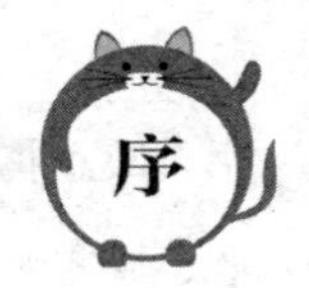

为什么别人家的孩子都可以好好吃饭，自己的孩子却总是会偏食、挑食呢？为什么别人家的孩子长得高大壮实，自己的孩子却这么瘦小柔弱呢？还在抱怨孩子不吃饭？埋怨孩子吃饭习惯不好？这不仅是孩子的问题，更是父母的问题！

孩子不吃饭，父母应该从自身找原因！

孩子是父母的心头宝，每对父母都希望自己的孩子可以健康、快乐地成长。但是面对孩子挑食、偏食等不好好吃饭的现象，很多父母竭尽所能却还是收效甚微。所谓“解铃还须系铃人”，父母只有与孩子好好地沟通，找到孩子不愿意吃饭的原因，才能做到对症下药，真正地解决问题。

在教育孩子方面，鲁迅先生认为家长首先要尊重并理解孩子，如果不先理解孩子，而只是一味地蛮做，则不利于孩子的成长。

有这样一个小故事：

有一次，鲁迅先生在家中宴请宾客，其儿子海婴也同桌吃饭。在吃鱼圆时，客人们都说：“这个鱼圆真好吃，新鲜可口，回味无穷。”只有海婴对妈妈说：“妈妈，鱼圆是酸的！”妈妈以为海婴是在乱说话，故意捣乱，于是责备了海婴几句。海婴受到了责备，十分不开心，悻悻地放下了碗筷。鲁迅见到这个情景，便把海婴咬过的那个鱼圆夹过来尝了尝，确实不怎么新鲜，还有点轻微的酸味。于是，鲁迅感慨地说："孩子说鱼圆不新鲜，我们不加查看就直接抹杀是不对的，只有通过查看验证才能确定孩子说的是不是真话。如此看来，仅仅让孩子尊重我们的话是不够的，我们也要尊重孩子说的话啊！"

每个孩子都具有自己独特的个性与思想，他们不会完全地按照家长的想法去行动、生活。要让孩子好好吃饭，家长既不能对孩子予取予求、过度纵容，也不能对孩子严加苛责、命令教育，而应该通过平和的方式与孩子沟通，了解孩子的内心感受，适当地尊重孩子的行为。

俗话说："民以食为天。"吃饭问题是生活中人们要关注的最主要的问题之一，尤其是对于0~6岁的小孩子来说，他们的身体处于成长的关键时期，食用多样食材，吸收多种营养，才能有效地增强孩子身体的免疫力与抵抗力，使他们远离疾病的困扰。

在平时的生活与教育中，家长往往过于重视孩子的吃饭问题，有些家长觉得孩子吃得少或者饿一顿或许会出状况，于是一直让孩子多吃，甚至不惜采用威逼利诱等手段，这样不仅家长自己觉得心累，也会给孩子带来沉重的心理负担与压力，甚至会让孩子对吃饭产生恐惧，不利于孩子健康饮食行为习惯的养成。

本书主要描述了生活中的常见情景，并对这些案例情景进行了分析，提出了一些实用性与操作性较强的建议，以期缓解家长们的困扰，让孩子可以好好用餐。

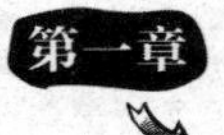

以身作则，为孩子树立健康饮食的榜样

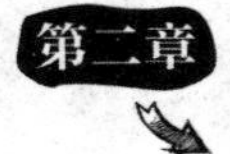

好好沟通，理解孩子对饮食的真实感受

第三章

家务分担，鼓励孩子参与家庭事务

第四章

尊重孩子，培养孩子的食物自主权

第五章

多元搭配食物，保证孩子营养均衡

第八章 运用赏识教育，培养孩子积极的饮食心态

第九章 儿童饮食常见的六大误区

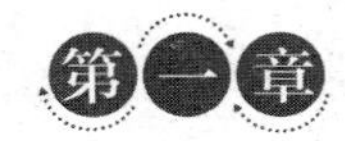

以身作则，为孩子树立健康饮食的榜样

父母的行为会对孩子产生潜移默化的影响。因此，面对不好好吃饭，甚至是不吃饭的孩子，家长首先要从自身找原因，规范自身的饮食行为，以身作则，在饮食方面为孩子树立一个良好的榜样。本章主要针对家长在日常饮食中的不良行为方式与行为习惯提出了建议，以便孩子可以在耳濡目染、潜移默化中养成健康、良好的饮食习惯。

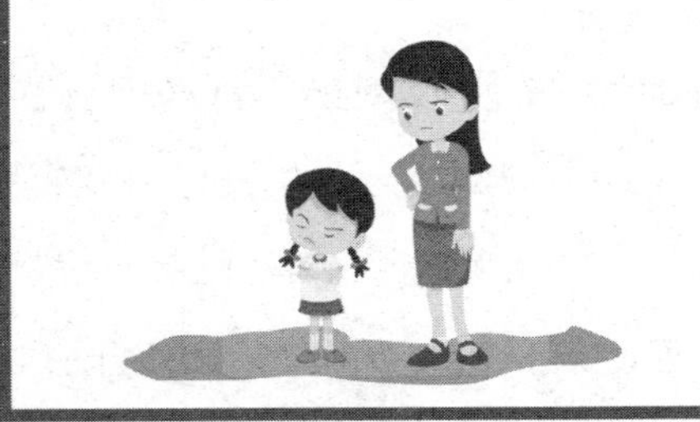

吃饭不要吧唧嘴，培养有教养的孩子

名言点灯

以身教者从，以言教者讼。

范晔〔中国〕

父母是孩子的第一任老师，对孩子的成长具有潜移默化的影响。孩子年龄小，大部分时间都跟父母在一起，在很大程度上也十分依赖父母，因此，与父母有关联的东西他们就会去模仿，而观察父母的言行举止，并通过模仿与练习掌握本领是小孩子的主要学习方式。

古代人在用餐时讲究“食不言”，这样的饮食行为虽然在现代的餐桌上并不适用，但是其中蕴含的“礼”是可以通用的。在现代的餐桌上，吃饭吧唧嘴的行为时有出现，随着社会文明的进步，这种行为逐渐被人们认为是一个人自身修养不良的外在表现。对于父母来说，在吃饭时吧唧嘴不仅是降低自身修养的行为，更是给孩子树立了一个不好的榜样。

人们常说：“有什么样的父母就会有什么样的孩子。”对于小孩子来说，他们的大多数模仿都是属于无意识的，由于他们还无法判断父母某种行为的优劣，因而无法做到父母所期待的“取其精华，去其糟粕”。因此，要让孩子表现出良好的饮食行为，养成良好的饮食习惯，父母就要注重自身的一言一行，约束自己的不良行为习惯，让孩子对饮食行为产生正确的认知。

一例一析

爸爸也是这样吃饭的

一家人在餐桌旁高高兴兴地吃饭，不时地聊聊天。爸爸先吃完饭，他打开电视开始收看新闻。可是孩子吃饭总是吧唧嘴，发出一些声音，他都无法听到新闻的内容了。这时妈妈出面了。

妈妈：“宝贝，饭菜很香吧。”

孩子：“嗯嗯，很好吃。”

妈妈：“那宝贝吃饭的声音能不能小一点呢？你看爸爸都听不到新闻里说什么了。”

孩子：“可是爸爸也是这样吃饭的啊！不能这样吃饭吗？”

妈妈：……

案例中的妈妈面对孩子提出的问题不知道该怎么回答。因为孩子的行为不是故意的，只是模仿爸爸，问题的根源在于爸爸的行为不当。如果只是告诉孩子这样做是不好的，由于孩子的认知有限，他们很难接受并改正这种行为；而如果爸爸在今后吃饭时能注意到自己的问题，并为孩子树立一个好的榜样，那么孩子自然而然就会改正自己的行为。

言传身教是家长教育孩子最常用的手段之一，其中“身教”重于“言传”。“言传”虽然可以将道理更为清楚地讲出来，却很难引起孩子的重视，使得教育的效果不痛不痒，达不到应有的目的；而“身教”则犹如绵绵细雨，润物无声，可以起到“此时无声胜有声”的作用，进而激发出孩子内心的主动性，使其以家长为榜样，积极主动地改正自己的不当行为，提升自身的内在修养。

吧唧吧唧地吃饭

一家人在餐桌旁吃饭，父母吃得很香，孩子则坐在座位上玩玩具。

妈妈：“宝宝，今天的饭菜很香，你快尝一尝。”

孩子：“我在玩玩具火车呢，不吃。”

妈妈：“饭菜真的很好吃哦，你看爸爸妈妈吃得多香。”（此时爸爸妈妈故意发出很大的声音，使劲地吧唧嘴。）

最后，孩子也学着爸爸妈妈的样子吧唧吧唧地吃饭。

案例中的父母为了让孩子吃饭而采用吧唧嘴的方式故意引诱，以暗示孩子饭菜很香，结果确实解决了孩子不吃饭的问题，但是由于引导的方式不当，又衍生出了新的问题——吃饭时吧唧嘴。这就会使孩子误认为吃饭吧唧嘴、发出很大的声音是好的表现，并可能因此逐渐地养成吧唧嘴吃饭的习惯。因此，父母要严格地约束自身的行为举止，尤其是在孩子面前，以便在不知不觉中为孩子树立一个好榜样。

“勿以善小而不为，勿以恶小而为之”，这句话的意思是不能因为好事小而不去做，更不能因为不好的事小而去做。小善积多了就可以成为有利天下的大善，而小恶积多了则会成为祸乱天下的大恶，这是做人的基本原则。在吃饭的问题上教育孩子，我们也要遵从这个原则，好的行为要发扬，不良的行为则要及时改正，以便让孩子可以学习、模仿到优秀的品质，并逐渐地形成良好的饮食方式。

吃饭吧唧嘴的情况在餐桌上时有发生，有些人对这种情况不以为意，有些人对这种行为比较敏感，甚至会觉得反感。随着餐桌礼仪的不断发展与深化，越来越多的人认为吃饭吧唧嘴是一种缺乏教养的表现。有些父母的这种行为是本能的反应，平时自己很少注意到，那么看到本书的父母们就可以进行自我反思了，争取做到“有则改之，无则加勉”。那么，应该如何行动呢？

1. 询问其他的家庭成员

由于对自己的行为习以为常，有些父母根本就没有意识到自己的行为是否有不当之处。为了“防患于未然”，我们可以询问家庭中的其他成员。如果不存在这种情况，则皆大欢喜；如果确实存在吃饭吧吧嘴的情况，那么父母以后在饭桌上要刻意地改变以往的吃饭方式，并注意孩子的吃饭习惯。

2. 小口、闭口吃饭

咀嚼食物的时候，由于上下颌或者上下唇的频繁接触、分离而发出“咂咂”声是出现吧唧嘴现象的主要原因。要避免出现这种情况，父母可以通过小口、闭口吃饭来逐渐改正，逐渐地形成良好的饮食习惯，并为孩子树立一个积极正面的榜样，与孩子共同进步。

3. 不要刻意引导孩子

孩子不吃饭的情况经常出现，有些妈妈在喂饭时会不自觉地“咂咂”嘴，以便孩子在模仿的过程中可以吃饭。但是孩子不吃饭的原因多种多样，如身体不舒服、吃零食了不饿、本身饭量小等，针对不同的情况，妈妈们应该采取对应的方式，而不是刻意地引导孩子吧唧嘴吃饭。只有对症下药，才能有效地解决问题。

坐有坐样，促使孩子有样学样

名言点灯

其身正，不令而行；其身不正，虽令不从。

孔子〔中国〕

孩子就像是父母的一面镜子，是父母行为的真实反映。俗语中的“虎父无犬子”“上梁不正下梁歪”都是这个论点的印证。中国著名的教育家傅雷曾说过：“世界上最有力的论证莫如实际行动，最有效的教育莫如以身作则；自己做不到的事千万别要求别人，自己也要犯的毛病先批评自己，先改自己的。”在教育孩子方面，身教更易于孩子模仿，也更为直观、有说服力。因此，父母要认真地写好身教这本“教科书”，以自身为模板，为孩子树立一个好榜样。

中国是传统的礼仪之邦，倡导人们在举手投足、站立坐卧方面都要有一定的行为规范，正如我们常说的“站如松，坐如钟，行如风，卧如弓”。在吃饭时我们也要讲究坐有坐样。小孩子天性好动，他们在吃饭时大部分时间都不会安静地坐在自己的座位上，而会走着吃或者全身靠在椅子上等着妈妈喂到嘴里。不正确的坐姿会让孩子的胃部受到挤压，使吃下去的食物在胃里没有足够的空间容纳，进而影响胃对食物的消化和吸收，容易造成腹痛、腹胀。而且，坐姿不当也会影响孩子的腰肢发育，特别是在孩子长身体的时候，因此，培养孩子的正确坐姿尤为重要。

在餐桌上保持良好的坐姿是一种礼仪，是对他人的尊重，因此，我们要规范自身的行为，以身作则，以良好的形象去影响孩子，从而达到最佳的教育效果。

一例一析

趴在餐桌上吃饭

明明今年2岁，半年前他已经开始自己吃饭了。以前，明明跟爸爸妈妈一起吃饭的时候很开心，虽然会把食物弄得到处都是，但每次都会吃完碗里的饭菜。但是这几天明明突然间不爱吃饭了，一到吃饭的时间还会哭闹不止，离开餐桌后也要很长一段时间才能缓和过来。爸爸妈妈担心明明是否得了厌食症，可是不在餐桌上的时候，明明还是会乖乖地吃饭。直到明明在玩着玩着突然哭闹起来，妈妈才注意到孩子是后背疼，便带着孩子去医院检查。医生说是由于坐姿不正确引起的，联想到之前明明吃饭的时候要么趴在桌子上，要么斜靠在椅子上，明明的父母才意识到吃饭时保持正确的坐姿有多重要。同时，也意识到了吃饭时自己坐姿不当给孩子带来了严重的危害。由于明明的父母都是上班族，他们在吃饭时为了省力，经常会半趴在餐桌上，弓着身子，而明明自然地就按照父母的行为来学习、模仿。

小孩子无法分辨父母的哪些行为是值得学习、模仿的，哪些行为是不应该模仿的。于是，对于父母的种种行为，孩子会在自己的理解范围内尽可能多地吸收、学习，其中包括好的方面，也包括不好的方面。案例中的明明模仿了父母的不良坐姿，而给自己的身体带来了损害，主要的责任还在父母身上。孩子缺乏一定的分辨意识与能力，但是父母是很清楚的，他们没有给孩子树立一个良好的榜样。

假想一下，如果明明的父母在平时吃饭时保持正确的坐姿，那么不需要父母的屡次教导，明明也会自然而然地模仿父母，学习到父母身上的优点，保持正确的坐姿吃饭，从而可以真正地实现坐有坐样。因此，家长要在约束自己不良行为的前提下督促孩子坐有坐样，让孩子养成良好的行为姿势，为其身体的健康成长打下良好的基础。

在进餐时保持正确的坐姿以促进食物的消化，是保证健康饮食的前提，培养孩子良好的坐姿习惯也是幼儿教育中的重点项目之一。作为孩子的第一任老师，妈妈一定要注重对孩子良好习惯的培养。在家庭进餐中培养孩子的坐姿习惯，可以从以下几个方面着手：

1. 椅子摆放正确

椅子与餐桌的摆放位置适当是帮助孩子保持良好坐姿的前提条件，适当的位置会让孩子坐着更舒适，也便于他们愉快地进餐。如果椅子与餐桌的距离过远，很多小孩子会够不到饭菜，为了可以吃到饭菜，他们会靠在餐桌上，导致整个身体倾斜，甚至会摔倒在地。因此，为了避免这种情况的发生，妈妈就要在进餐前调整好椅子与餐桌的距离，让孩子可以安全用餐。

2. 双腿自然放置

小孩子处于身体成长发育的关键时期，在这个时期，不良的坐姿习惯会对他们的身体发展产生不利的影响。大部分的小孩子都活泼好动，在吃饭时腿会随意乱放，经常会出现椅子后脚翘起、孩子“啪嗒”摔倒的情况。对此，妈妈应当告诉孩子吃饭时双脚要自然放置。所谓的“自然”，并不是孩子怎么舒服怎么放，而是要使大小腿之间的角度大约呈90°。很多家庭的餐桌对于孩子来说都会比较高，妈妈可以在孩子的脚悬空的地方垫上小凳子或是其他的物品，让孩子的脚有处可放，保持身体受力均衡，从而逐渐地培养孩子养成良好的坐姿习惯。

3. 发挥榜样的力量

榜样的力量是无穷的。妈妈要为孩子树立一个良好的榜样，在用餐的过程中保持正确的姿势，并随时关注孩子的坐姿是否正确，通过言传身教的方式及时地纠正孩子的不良坐姿，进而在互相监督的基础上让孩子健康用餐，促进孩子身体的良好发展。

避免一心二用，集中精神用餐

名言点灯

最好的教育是以身作则。孩子们对谎言或虚伪非常敏感，极易察觉。如果他们尊重你、依赖你，他们就是在很小的时候也会同你合作。

——英迪拉·普里雅达希尼·甘地〔印度〕

战国末期的思想家荀子曾说过：“目不能两视而明，耳不能两听而聪。”意思是眼睛不能同时将两样东西看清楚，耳朵不能同时将两种声音听清楚。这句话指出了专心的重要性。在生活中只有专心、用心地做一件事，才能真正地将事情做好。同理，在就餐时也只有专心地吃饭，才能真正地做到健康饮食。

电视佐餐是当前大多数家庭采用的一种吃饭方式，甚至有些父母为了让孩子可以乖乖吃饭，刻意播放动画片等电视节目，让孩子边吃饭边看电视，这种做法是十分离谱的。大人边看电视边吃饭是没有什么问题的，但是孩子由于年龄小，生活经验不足，他们在一个时间段内只能做好一件事情，而播放的动画片会将孩子的注意力吸引过去，导致他们忘记夹菜、忘记咀嚼食物，饭菜渐渐变凉，自然也就无法引起孩子的食欲。

还有一些孩子会一边吃饭一边玩游戏，吃一口饭就跑几步，想起吃饭时再吃几口，这样的饮食方式会降低孩子的消化能力，导致孩子的身体不舒服，进而出现食欲不振等情况。而且，边吃边玩还会让孩子从小养成做事不专心、注意力不集中等坏习惯，对孩子今后的成长会产生不利的影响。因此，父母要为孩子树立榜样，在吃饭时不看电视，也不任由孩子淘气玩耍，让孩子可以集中精神用餐，享受到饭菜的美味。

一例一析

电视佐餐危害大

苗苗是一个十分乖巧的4岁小姑娘，在幼儿园听老师的话，在家里也很懂事。每次家人一起吃晚餐，苗苗总是最早吃完的那个，爸爸妈妈则会因为看电视、看手机等耽误吃饭时间。但最近苗苗对电视越来越着迷，尤其是在晚餐时间，一定要一边看动画片一边吃饭，如果电视播放的是其他的内容，苗苗就会哭闹。为了让苗苗安心吃饭，苗苗的父母只好同意让她吃饭的时候看动画片。于是事情就发生了转变，每次晚餐苗苗都是最后一个吃完的。几个星期后，苗苗的饭量大减，甚至对吃饭都提不起兴趣了。经过与苗苗老师的交流，苗苗的父母才意识到自己的错误，知道了边看电视边吃饭的危害，并逐渐地改掉了自己的坏习惯。

案例中的父母对健康饮食没有明确的概念，苗苗边吃饭边看动画片的习惯的养成可以说是其父母的无心之失，但其父母对此也确实具有不可推卸的责任。孩子在看动画片时，往往会忽略食物本身的味道，使原本的食欲因为受到电视节目的抑制而降低，容易造成孩子营养不良；而且，看电视与吃饭都需要大脑的血液供应，同时进行两件事情，会导致大脑供血不足，时间长了，孩子就会出现头晕眼花等症状。

一心不可二用，如若将注意力同时集中到两件甚至多件事情上，很可能会导致什么事都做不好，尤其是对于小孩子来说。因此，要让孩子做到健康饮食，父母就要注重以身作则，对孩子形成的不良习惯先进行自我反思，在指出孩子的错误的同时不断地修正自己的错误，从而使得家长与孩子互为镜子，共同成长、进步。

边玩边吃消化差

成成是一个活泼好动的小男孩，一刻都闲不住，在吃饭的时候也不会安静地坐在座位上，而会一边玩玩具一边吃饭，尤其是在妈妈叫他吃饭时，他会跑得更快。刚开始成成妈妈还会叫他好好吃饭，但是时间一长，由于效果不大，就放任成成自己一边玩一边吃饭。大约过了一个月，成成每天就几乎不怎么吃饭了，他也变得越来越瘦小。妈妈带着成成去医院检查，医生说是由于消化不良引起的，并告诫成成妈妈：“孩子边玩边吃饭会影响胃部对食物的消化吸收，导致孩子体内的消化功能减弱，进而造成食欲不振，孩子体内营养跟不上，身材也就矮小瘦弱了。”

孩子一边玩一边吃饭是十分常见的现象，对于这种情况，父母不能听之任之，而要采取一些有效的手段来帮助孩子纠正错误的饮食方式，让孩子可以茁壮健康地成长。如果案例中成成的妈妈在发现成成不好好吃饭的时候就采取应对策略，通过询问他人或者咨询老师的方式寻求解决问题的办法，那么成成也就不会不想吃饭了，反而还有可能会增进食欲，享受到吃饭的乐趣。

集中精神用餐是实现健康饮食的保障。小孩子的身体机能一直处于不断成长发展的过程中，用餐习惯不当很容易给他们的身体带来伤害，“身体是革命的本钱”，拥有健康的身体，孩子才会开心、幸福地成长。因此，父母要不断地学习健康饮食的知识，并指导孩子共同遵守良好的饮食习惯，杜绝孩子边玩边吃。

给妈妈的话

孩子集中精神用餐有助于其消化吸收食物中的营养，有利于孩子的身体健康。因此，妈妈要为孩子树立起好榜样，杜绝不良的饮食行为方式，从自身做起，为孩子提供一个正确的学习、模仿的模板，在吃饭时避免一心二用，在尊重、关爱孩子的基础上保证孩子的健康饮食。为了让孩子可以积极主动地投入到吃饭中，妈妈可以采取以下办法：

1. 吃饭时间聊聊天

用聊天来代替看电视是一个行之有效的选择。小孩子的注意力很容易转移，妈妈可以利用孩子感兴趣的话题来引出谈话，让孩子可以参与到谈话中，而忘记看电视。比如问问孩子在幼儿园的表现、发生的有趣的事情等，这样的谈话既不会影响孩子吃饭，又促进了家长对孩子的了解，一举两得。当然，谈话的频率不宜过高，妈妈一定要注意以让孩子吃饭为主。

2. 将玩具拿离餐桌

小孩子对玩具爱不释手，甚至在吃饭、睡觉时也会拿着玩具，这对于孩子集中注意力是十分不利的，尤其是在吃饭时，孩子很有可能因为看到了玩具就放弃了吃饭，因此，将玩具拿离餐桌是让孩子好好吃饭的又一办法。如果仅仅在吃饭的时候将孩子手里的玩具拿开，孩子会产生反感情绪，因此，妈妈可以给孩子一段缓冲的时间，比如在饭前10分钟提醒孩子要准备吃饭了，让他自己把玩具都收拾好等，以保证孩子可以专心用餐。

3. 及时提醒并示范

孩子的成长是一个循序渐进的过程，需要妈妈悉心的照顾与耐心的指导。在发现孩子的不良饮食行为后，妈妈可以通过提醒并做示范的方式来让孩子明白自己的错误。如孩子在吃饭时玩玩具，妈妈就可以以自身为例教育孩子，并告诉孩子边玩边吃的坏处。经过多次的交流，孩子便会明白其中的道理，并会按照正确的方式来吃饭。

细嚼慢咽，以免造成消化不良

名言点灯

做学问的功夫，是细嚼慢咽的功夫。好比吃饭一样，要嚼得烂，才好消化，才会对人体有益。

陶铸〔中国〕

俗话说：“饭要一口一口吃，路要一步一步走。”细嚼慢咽一直是健康饮食的主要标准，其可以有效地促进肠胃对食物的吸收，使得营养吸收得更充分，还能减轻肠胃的负担。另外，还可以在一定程度上保护牙齿，因为在细嚼慢咽时，牙齿上的食物残渣会在咀嚼时被消除，从而减少牙齿疾病，一些对牙齿有益的营养物质也会深入到牙齿中，进而可以让牙齿变得更坚固结实。

现代社会生活节奏的加快使得人们吃饭的速度也越来越快，“细嚼慢咽”在餐桌上越来越少见，反而是“囫囵吞枣”的饮食方式成了绝大多数上班族的常态。这样的饮食行为与习惯既不利于人们自身的身体健康，也会给孩子造成不好的影响。

如果孩子的吃饭速度太快，他们就很难体会到食物的滋味，而只是呆板地往嘴里送入食物，长此以往会降低孩子的食欲；如果孩子在吃饭时，饭菜尚未嚼烂就吞咽下去了，看似节省了吃饭的时间，但是会加重胃的负担，需要胃花很大的力气去“捣碎”食物，并会造成消化的不完全和胃肠道的各种疾病等，影响孩子的身体健康。因此，父母要养成健康饮食的习惯，细嚼慢咽，为孩子树立榜样。

一例一析

大口吃饭就是乖孩子

餐桌上，妈妈正在喂欣欣吃饭。

妈妈：“欣欣真乖，已经吃了大半碗了。来，再吃一大口。”

欣欣吃了一大口。

妈妈：“欣欣大口、大口地吃饭，是个乖孩子、好孩子。来，再吃一大口。”

欣欣又吃了一大口。

妈妈：“欣欣真棒，大口吃饭会长个子，欣欣以后会比妈妈还厉害呢！”

案例中的妈妈误认为孩子大口吃饭就会吸收到食物中的营养，就会长身体，从而鼓励孩子大口吃饭，这种做法是不妥当的。妈妈错误的观念也会灌输给孩子，让孩子误以为大口吃饭是正确的做法，这既不利于孩子对食物的消化吸收，也会给孩子的身体造成不好的影响。要避免这种情况发生，妈妈就要转变自己的饮食观念，学习健康饮食的知识，然后在平时的用餐过程中渗透健康饮食的内容，以便可以让孩子从小养成良好的饮食习惯。

孩子的身体机能比较脆弱，不良的饮食方式很容易给孩子的身体带来伤害。而大口吞咽的吃饭方式会让孩子的消化机能受损。因此，家长一定要给予孩子全面的关心与呵护，让孩子养成良好的饮食习惯，吃饭时细嚼慢咽，为塑造孩子健康的身体打下基础。

互相监督

有这样一位妈妈，发现刚满4岁的儿子吃饭吃得很快，还没怎么嚼就咽下去了。担心儿子噎到，妈妈就严肃地劝告儿子："吃饭快对身体有害，不能吃这么快，要多嚼几口，要细嚼慢咽，营养才好吸收。"没想到儿子听后反倒不服气，他俏皮地对妈妈说："那您自己就是这样吃饭的，对您身体就没有害处吗？"面对儿子的有力反驳，妈妈抱歉地笑了笑，并对儿子说："妈妈做得不对，那以后我们共同改正，互相监督好不好？""好。"儿子点头同意道。于是在接下来吃饭时，孩子果然放慢了吃饭的速度。

对孩子严格要求，家长首先要严格要求自己。案例中的妈妈自己吃饭快，却又要求儿子慢点吃，这是典型的"双标"，虽然目的是好的，但是孩子是很难理解的。要让孩子心甘情愿地改正自己错误的吃饭方式，妈妈就要严格要求自己，用积极、良好的形象来熏陶、影响孩子，让孩子在模仿中学习、在学习中进步。

俗话说："吃得慌，咽得忙，伤了胃口害了肠。""若要身体康，饭菜嚼成浆。"食物只有转化成液体才有机会被人体更好地吸收，而细嚼慢咽就是将我们所吃的大多数固体食物通过咀嚼磨碎，嚼碎的食物到小肠时成为液态的比例也会高，便于人体吸收。而大口吞咽、吃饭速度过快等方式则使得大多数的食物在处于固体颗粒的状态下就进入了人们的肚子，很容易导致消化不良。因此，家长要注意细嚼慢咽，严于律己，以身作则，做好表率作用，给予孩子积极、正面的影响。

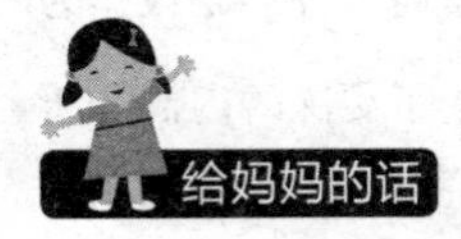

细嚼慢咽是追求健康的主要手段之一，吃饭时细细地嚼、慢慢地咽，既可以促进孩子对食物的消化吸收，也可以增强孩子的饱腹感，使其不会因吃了过量的食物而感到不舒服。那么妈妈应该怎样培养孩子细嚼慢咽的饮食习惯呢？可以从以下几个方面来进行：

1. 留出吃饭的时间

现代人的生活节奏很快，大部分的家长都会认为吃饭慢是在浪费时间，因此，留给吃饭的时间很少，吃饭时会匆匆忙忙、狼吞虎咽，甚至有些人将吃饭看成一件差事，吃完了就算完成了工作。这样的就餐方式会让孩子受到直接的影响。因此，妈妈每天要专门留出适当的时间吃饭，与孩子一起就餐，享受吃饭的过程，并及时纠正孩子的不良用餐习惯，将吃饭当成一种享受、一种放松。

2. 使用小点的勺子

通常来说，勺子的大小决定了我们进食每一口的食物的多少。对于习惯使用勺子吃饭的人，要想做到细嚼慢咽，可以从改变勺子的大小开始，比如使用小一号的勺子，或者是自己规定每次用勺子吃饭时只用1/2。妈妈这样做了，孩子便会有样学样，也细嚼慢咽地吃饭。如果使用筷子进餐，就可以遵循多次少取的原则，以增加咀嚼食物的时间，促进食物的消化与营养的吸收。

3. 学着品尝食物

随着社会文明的进步，人们对饮食文化也越来越关注。吃饭作为人们日常生活中不可或缺的一部分，也逐渐被赋予了更深的内涵。所谓“吃得饱不如吃得好”，在吃饭时品尝食物的滋味，享受吃饭的过程，这是社会发展的基本趋势与潮流，也是健康饮食的基本要求。妈妈可以带领孩子一起品尝饭菜，做到“食之有味”。

不偏食挑食，潜移默化影响孩子

名言点灯

对家庭做一番调查，其中最重要的一个发现，是证实了家庭确实影响到我们的社会问题，那就是一般人的是非观念混淆不清。而建立生活的是非观念最好的办法，是父母在日常生活中的以身作则。因此，作为教育孩子的父母，必须小心检视自己的行为。

里根〔美国〕

俄国著名的文学家、思想家列夫·托尔斯泰曾说过："教育孩子的实质在于教育自己，而自我教育则是父母影响孩子最有力的办法。"为孩子树立良好的榜样，通过自身的行为来潜移默化地影响并教育孩子，这是最有效的教育方式，也是最容易获得孩子认同感的一种教育手段。

有这样一个小故事："螃蟹夫妻教育自己的孩子要低调，不能横着走路。虽然提醒了多次，但是孩子们还是改不过来。于是他们决定亲自示范。可是他们在示范时却同样在横着走，让孩子们感到奇怪。”错误的示范必然会导致错误的结果，要想教育好孩子，父母首先要做好自我反省，只有具备了正确的认知，表现出良好的行为，才能真正地给孩子做好表率，树立榜样。

大多数的孩子都普遍存在偏食、挑食等现象，有些孩子不爱吃蔬菜，有些孩子不爱吃肉。如果孩子长期偏食、挑食，很容易造成营养不良，从而影响生长发育。这其中，父母在孩子的偏食、挑食方面起到了重要的作用。一方面，父母本身的偏食、挑食会影响孩子的判断，让他们刻意地对某种食物产生厌烦的心理；另一方面，由于父母对孩子的偏爱，总是对孩子有求必应，也会使孩子的口味变得越来越挑，让孩子逐渐形成偏食、挑食的坏毛病。

一例一析

孩子会因为父母而偏食

欢欢是一个4岁的小女孩，深受家长和幼儿园老师的喜爱。但是随着欢欢在幼儿园进餐次数的增多，老师发现了欢欢偏食的习惯。菜里只要有胡萝卜、芹菜，欢欢就一口都不吃，即使让她尝试着吃一口，欢欢也会坚定地拒绝。为了进一步了解欢欢的情况，老师联系了家长，询问孩子是否对胡萝卜、芹菜等食物过敏，结果是欢欢的妈妈不喜欢吃胡萝卜和芹菜。而且由于欢欢妈妈的偏食，饭桌上很少出现胡萝卜和芹菜。考虑到营养的均衡，妈妈偶尔也会在餐桌上添加这两种菜肴，但是，即使有这两样菜，欢欢妈妈也会有意无意地说这两种食物不好吃，这让欢欢也对它们产生了厌恶情绪。

父母的行为在不知不觉中影响着孩子，如果父母在自己的言行中不注意小节，出现了不当的行为举止，就很容易对孩子产生负面的影响。案例中的欢欢妈妈有偏食的习惯，却没有在孩子面前约束自我，反而时不时地在欢欢面前说这些食物不好吃，使得欢欢自然而然地接受了这样的想法，进而形成了偏食、挑食的坏习惯。

家长都知道要让孩子吃多种蔬菜、肉类，以保证孩子的营养均衡。但是有些家长自己偏食、挑食，给孩子树立了一个不好的榜样，孩子模仿父母的行为，这是不可避免的。正所谓“己所不欲，勿施于人”，家长要想让孩子不偏食、不挑食，自己就要先做到，不然很难让孩子信服，对孩子的教导也难以起到理想的效果。

父母纵容孩子挑食

豆豆是父母的心肝宝贝。每次吃饭时，豆豆都只选择自己爱吃的菜，不喜欢的菜，如果父母要强制喂食，豆豆则会哭闹。为了能让豆豆好好吃饭，豆豆的父母只好听之任之，不再让豆豆吃其他的食物。但是由于豆豆每顿饭吃得都不是很饱，饭后的零食则成了豆豆的另一顿饭。久而久之，豆豆的口味越来越挑，越来越不喜欢吃菜，吃饭时也总是挑三拣四的。虽然豆豆吃饭很少，但是他越来越胖。

父母偏爱孩子，会让孩子任性妄为，这对孩子的健康成长极为不利。案例中的豆豆没有受到父母正确的教育，他无法知道自己的行为是否正确，而父母的纵容会导致豆豆越来越偏离正确的道路，并有可能因此而形成自私、自大等不良的品质。

好的饮食习惯不仅会让孩子拥有一个健康的身体，还有助于孩子心理的积极发展。父母全心全意地呵护孩子无可厚非，但这并不意味着可以让孩子随意任性、为所欲为。父母要以批判的态度正确地对待孩子的要求，对于孩子的无理要求，父母要坚守原则，坚决抵制，从而让孩子明辨是非，理解什么事该做，什么事不该做，促使孩子养成健康的饮食习惯。

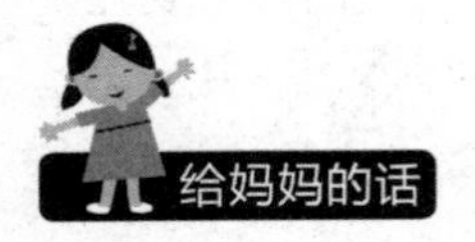

面对孩子偏食、挑食，甚至因此而不吃饭的情况，妈妈不能让孩子任意妄为。要想让孩子主动改变自己的想法与行为，良好的榜样与适宜的条件是必不可少的。妈妈可以从以下三个具体的方面来解决这类问题：

1. 家长以身作则，不偏食、挑食

家长会对孩子的饮食习惯产生很大的影响，要避免孩子对某种食物产生抵触情绪，家长不能在孩子面前说什么菜好吃、什么菜不好吃，以免自己的饮食偏好影响到孩子。另外，偏食、挑食的家长也要尽量地调整自己的饮食习惯，与孩子一起吃多种食物，以保证孩子可以吸收充足的营养。

2. 烹调方法多样，充满新鲜感

单一的烹调方法会让孩子觉得无趣，久而久之，他们自然就会对某种食物缺乏兴趣。妈妈可以采用不同的烹调方式，让孩子对这些食材充满新鲜感，并乐于去尝试新的菜式，以解决孩子不吃某种食材的问题。

3. 尊重孩子的意见，不强制引诱

有些家长看到孩子不吃某种食物就会强制性地让孩子吃，还会说出很多大道理，这会让孩子觉得反感。每个孩子都可能有不同程度的偏食，每当这时，妈妈不能一味地要求孩子去吃，而要在尊重孩子意见的基础上逐渐地纠正孩子的不良饮食习惯，让孩子更乐于接受，并积极改正。

水果燕麦冰粥

炎炎夏日，冰粥是最受孩子欢迎的食物，将燕麦与水果相结合，清凉可口的味道会给孩子带来不一般的体验。（注：适合18个月以上的宝宝。）

食材

即冲即食燕麦片、山楂干各1/2碗，鲜水果适量。

做法

1．将山楂干冲洗干净并用热水冲泡，待山楂水降到室温后将其放入冰箱冷藏备用。

2．选择当季的时令水果切丁，如提子、草莓、樱桃、葡萄等。如果水果有籽，一定要将籽剔除。

3．将即冲即食燕麦片倒入碗中，一边加入热水一边搅拌，直至把燕麦片搅拌成均匀的糊状。

4．将冰镇好的山楂水倒入燕麦糊中拌匀。

5．将切好的水果丁撒在燕麦粥上。

一碗酸甜可口的水果燕麦冰粥就做成了。

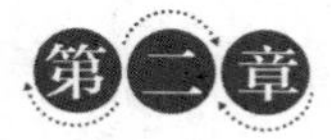

好好沟通，理解孩子对饮食的真实感受

在生活中我们常说“理解万岁”，可是对于孩子的需求与感受，很多家长并没有给予足够的理解与宽容。面对孩子不吃饭的问题，家长不能按照自己的心意独断专行，而要与孩子进行深入的沟通与交流，以便有针对性地解决孩子不吃饭的问题。本章主要介绍了家长与孩子进行有效沟通的几种方式，以期帮助孩子形成良好的饮食习惯。

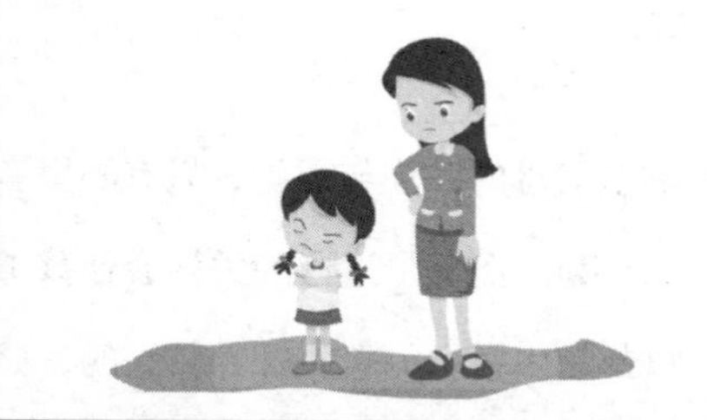

关注孩子，积极应对孩子不吃饭的问题

名言点灯

每一个人都需要有人和他开诚布公地谈心。一个人尽管可以十分英勇，但他也可能十分孤独。

海明威〔美国〕

每个孩子都需要父母的关注与爱护，只有心里有了安全感，他们才能表现出更好的行为。而父母适当的关注会让孩子感受到爱。现在大部分家庭的小孩都是由家中的老人抚养长大的，父母陪伴孩子的时间少之又少，导致孩子缺乏安全感。有些小孩即使平时很听话，跟父母在一起时，他们也会偶尔任性、发脾气，如不吃饭、不睡觉等，以博得父母的关注，让父母可以多陪伴自己。

面对孩子不吃饭的问题，家长也不必过度关注。有些父母为了让孩子吃饭，往往会采用各种引诱手段，如承诺孩子吃完饭可以看动画

片，吃完饭可以吃冰淇淋等。这样的教育方式很难取得良好的效果，反而还有可能会让孩子以不吃饭为借口，逼迫父母答应其他的不合理要求。吃喝拉撒是人的本能，孩子饿了自然就会吃饭。

孩子不吃饭的原因有很多，家长不能仅仅以“孩子不听话”为理由来进行教育，这只会让孩子对家长更加失望，也不利于孩子良好心态的形成。孩子的身体状况不佳、情绪低落、食物不合口味、吃的食物未消化等都会造成孩子不吃饭，家长不能只关注自己的感受，以自己的视角来评判孩子的行为方式，而应该对孩子多一些理解与关注，积极地分析并应对出现的问题，让孩子在爱中成长。

一例一析

给予孩子充分的关注

华华的父母都是工薪阶层，他们平时很少有时间带孩子，只有在每天下班后才能照顾华华。华华的大部分时间都是与奶奶在一起。他虽然只有2岁，但是平时很少给奶奶惹麻烦。奶奶收拾屋子，华华就乖乖地坐在旁边玩玩具；奶奶做好饭菜盛给华华，华华就乖乖地自己吃饭；奶奶哼唱摇篮曲，华华就乖乖地睡觉。但是每天晚上华华的父母回到家后，华华就像变了一个人，他不再那么听话，尤其是在吃饭的时候，华华经常不停地说话，如果父母没有回应，华华就会大哭，不吃饭。而只要父母回应他，他就又会变成乖宝宝。

跟华华的父母有同样经历的人不在少数。经历了一天的工作，家长感到劳累是很正常的现象，并会因此而忽略对孩子的照顾。但是对于孩子来说，父母是他们的依赖，一旦父母表现出对孩子的不耐烦、不关注，孩子的心理就很容易受到伤害，并会故意做出一些行为来获取父母的关注，比如不肯吃饭等。因此，父母既要关注孩子的身体成长，也要注重与孩子的心灵交流。只有这样，孩子才会感受到父母的爱，健康快乐地成长。

其实，孩子需要的是更多的陪伴，父母的陪伴是给孩子最好的礼物，会让孩子觉得安心。小孩子的心理是十分敏感脆弱的，他们对父母的依赖性很大。有研究表明，缺少父母陪伴的孩子大多会感觉到孤独，不爱与其他人接近，也很少会关心、体谅别人，这不利于孩子的心理成长。因此，父母要多关心、陪伴孩子，即使每天的时间有限，也要让孩子看到父母的诚意，感受到父母满满的爱意。

用积极的情绪感染孩子

牛牛生病了，总是没有胃口，不想吃饭。妈妈一叫牛牛吃饭，牛牛就很不开心，还故意跟妈妈顶嘴。为了缓解牛牛的紧张情绪，妈妈就给牛牛讲了一个小故事："从前有座山，山上有座庙，庙里有个老和尚，一天老和尚给小和尚讲了这样一个故事——从前有座山，山上有座庙，庙里有个老和尚，老和尚在给小和尚讲故事……"牛牛听了这个故事就哈哈大笑，并说自己就是小和尚，妈妈就是老和尚。这样的一个小故事就让牛牛的心情瞬间变好了，他也愿意跟妈妈一起吃饭了。

有人说孩子的心情就像是六月的雨，说变就变。面对孩子不听话的行为，父母要采取正面积极的态度应对，帮助孩子更好地解决问题。试想一下，如果牛牛的妈妈不是通过讲故事的方式与牛牛沟通，而是采取强硬的态度让牛牛吃饭，牛牛肯定会觉得很委屈，又免不了大闹一番。牛牛的妈妈用自己积极的情绪去感染牛牛，既达到了让牛牛吃饭的目的，又让亲子关系变得更加和谐融洽，一举两得。

面对孩子出现的各种状况，父母要以积极阳光的心态去处理，而不能一味地批评孩子，挫伤孩子的自尊心与自信心。在孩子的成长进程中，父母要给予他们足够的关注与陪伴，既要关注孩子的身体成长，也要关注孩子的心理发展。另外，父母对孩子出现的问题采取积极的方式应对，也有助于孩子形成积极良好的心态。

孩子不吃饭的原因多种多样，妈妈没有必要将孩子不吃饭的事情看得那么严重。当然，妈妈还是要尽最大的努力去了解孩子为什么不吃饭，吸引孩子吃饭，并要在今后的生活中尽量地避免不良因素的影响，让孩子的饮食有规律。当孩子不吃饭时，妈妈可以进行以下“三问”：

1.“孩子是不是不饿？”

俗话说：“民以食为天。”吃饭是人基本的生理需求，因此，当孩子选择不吃饭时，妈妈可以先问自己：“孩子是不是不饿？”如果孩子确实在饭前吃了很多零食，或者是孩子自己告诉你他不饿，那么妈妈就不必非得逼着孩子吃饭，而可以尊重孩子的选择。

2. “孩子饿这一顿会怎样？”

有些孩子会因为看动画片、玩玩具等耽误吃饭，或者就干脆不吃了。在出现这种情况时，妈妈可以先跟孩子协商，如“能不能吃完饭再看动画片、玩玩具？”如果孩子态度坚决，妈妈就不必再纠缠，而可以问自己：“孩子饿这一顿会怎样？”结果就是“不会怎样”。如果还未到下次用餐时间孩子就饿了，妈妈在提供给孩子食物时也可以趁机教育孩子以后要按时吃饭，说不定会达到更好的效果。

3. “如果饭菜好吃，孩子会吃吗？”

有些孩子的父母忙于工作，很少有时间尝试做新菜品。孩子吃到的饭菜都是固定的几种，虽然营养可以满足要求，但是长期吃这几种饭菜很难引起孩子的食欲，这也是导致孩子不吃饭的原因之一。因此，在孩子不吃饭时，妈妈也可以反问自己：“如果换个花样，饭菜好吃，孩子会吃吗？”不管结果是肯定的还是否定的，多花心思为孩子做特别的饭菜都是不错的选择。

学会倾听，了解孩子内心对吃饭的想法

名言点灯

做一个好听众，鼓励别人说说他们自己。

戴尔·卡耐基〔美国〕

有人说："上帝给了我们两只耳朵、一张嘴，实际上就是在告诉我们要少说多听。"父母在与孩子沟通交流的过程中，更要悉心地倾听孩子的意见，尊重孩子，用充满行动的爱感染并教育孩子。倾听不仅可以让父母更多地了解孩子，还可以让孩子感受到平等，与父母成为朋友。

瑞士教育家裴斯泰洛齐曾经说过："父母蹲下来和孩子说话，不但拉近了与孩子的物理距离，更拉近了与孩子的心理距离。它体现了父母对孩子民主、平等的态度和对孩子的尊重，从而使孩子更愿意听从父母的教诲，接受父母的忠告。"在孩子不吃饭时，父母可以多听一

听孩子的想法，在尊重孩子意愿的前提下提供一些建议，以便让孩子更好地接受。

大多数的孩子都不善言辞，从最初的牙牙学语到后来的出口成章，是经过了无数次的练习的。面对说话支支吾吾的孩子，父母不能着急催促，更不能厌烦打骂，而要悉心地、耐心地倾听孩子的意愿，用心地了解孩子的需求。对于孩子不吃饭的行为，父母要鼓励他们说出自己的想法，以便可以更好地帮助孩子，在产生共情的状态下增进亲子关系。

一例一析

倾听孩子说话

月月现在1岁半，可以说一些短句子与父母交流。每次月月与父母说话时，虽然说得很慢，总是一个词、一个词地往外蹦，但是父母都会十分认真地听，也会积极地回应月月，虽然有时就是简单的一个“嗯”，但这也使得月月对说话更有兴趣了。如月月不想吃饭时，她会对妈妈说：“饿，不……饿。”妈妈就会回应她：“是不饿吗？”“嗯。”月月点头答道，并摸着自己的肚子说：“肚子……鼓。”虽然月月说话很慢，但是妈妈都能够理解，不明白的也会积极地征询月月的意见。等到月月2岁半的时候，她就已经可以说一些简短的小故事了。其他孩子的家长都很羡慕，夸赞月月聪明。

案例中的妈妈面对刚学会说话的孩子，一直耐心地倾听、交流，虽然孩子的语言表达能力还比较差，但是妈妈给予了孩子足够的时间去说出自己的想法，并尊重了孩子的意愿，这对于孩子语言能力的发展与自信心理的形成都具有重要的意义。学习说话是小孩子要学习并掌握的一项基本技能，父母只有用心倾听，多鼓励孩子说话，才能让孩子更好地表达自己的观点，更乐于与父母交流。

饭桌是父母与孩子沟通交流的主要场所，在吃饭的问题上父母也要尊重孩子的想法，让他们多表达自己的内心感受。在保证孩子基本食物供应的基础上，父母可以让孩子根据自己的实际情况选择是否吃饭，而不是按照父母的意愿吃饭，否则很容易就会将饭桌变成战场，使吃饭如同打仗。倾听孩子的心声，让孩子体会到父母对他们的尊重，这也是增进亲子关系的有效手段之一。

不要打断孩子说话

志志今年3岁了，不怎么爱说话，也不会说完整的句子。有一次，志志与爸爸妈妈一起吃晚餐，他用手指了指桌上的鱼。

志志："鱼。"

妈妈："要吃鱼吗？吃鱼对身体好，多吃点。"（妈妈给志志夹了一块鱼肉）

志志："要……鱼，好吃……"

妈妈："对啊，妈妈做的鱼很好吃，志志真乖，吃了这么多。还要别的菜吗？"

志志："不……"

妈妈："其他的菜也很好吃，要不要尝一尝？"

志志："不，不吃。"

妈妈："不吃就不吃吧，想吃的时候再吃也行。"

志志到4岁的时候只会说几句完整的话，这可急坏了志志的父母，他们带志志去看医生。医生说志志的这种情况在很大程度上是由于父母经常打断孩子说话而形成的，孩子说话时伴随着思维的发展，打断孩子说话也就打断了孩子的思维，长此以往，孩子就很难形成完整的思维，也就很难说出完整的话了。

案例中的志志妈妈虽然在与志志的交流中充分地尊重了志志的意见，但是经常打断志志说话，造成了志志语言表达的障碍，这对我们来说也具有警醒作用。对于孩子不喜欢吃的饭菜，父母可以多让孩子说一说为什么不喜欢，而不要想当然地以自己的想法揣测孩子的内心。多倾听孩子的心声，了解他们对饭菜的态度，这对于孩子的营养均衡是十分重要的。

我们都知道"饭要一口一口吃，路要一步一步走"。孩子学习说话的进程是比较漫长的，家长要学会倾听，鼓励孩子完整地表达自己的观点，以发展孩子的语言能力。只有这样，父母与孩子的交流才会更加顺畅，孩子也更愿意向父母倾诉内心的想法，从而有助于孩子的健康成长。

当孩子不吃饭时，妈妈不能一味地指责孩子，而要了解孩子对吃饭的感受，而倾听是帮助妈妈了解孩子的主要方式。要让倾听取得良好的效果，妈妈可以从以下三个方面着手进行：

1. 专心听孩子讲话

倾听是了解的前提，妈妈要了解孩子的内心感受，就要专心地听孩子讲话。孩子的年龄虽然小，但是他们十分敏感，如果妈妈在听孩子讲话时三心二意，又在忙着别的事，那么孩子说话的热情就会大打折扣，久而久之，他们就不愿意甚至是反感与妈妈讲话。因此，专心地听孩子讲话是十分必要的。

2. 及时给予孩子反馈

妈妈不能当孩子的“吸音桶”，而要当孩子的“回音桶”。倾听并不代表不说任何话，而是要在理解孩子意思的基础上给予适当的反馈，哪怕只是简单的“对”“没错”“真棒”，都会让孩子的心理得到满足。

3. 与孩子产生共情

与孩子产生共情的本质也就是我们常说的换位思考。妈妈要真正地走入孩子的内心，了解孩子的真实感受，就要从孩子的角度出发进行思考。如有的孩子嫌洋葱辣，不喜欢吃洋葱，如果妈妈只是告诉孩子“洋葱富含维生素C，可以增强抵抗力”，这无疑会让孩子更加反感。而如果妈妈告诉孩子“这次炒的洋葱确实很辣，下次炒得时间长一点就不辣了”，就更易于被孩子接受。

用孩子的思维、语言与其进行沟通

名言点灯

如果你想让别人喜欢你，如果你想让他人对你产生兴趣，你要注意的一点就是：谈论别人感兴趣的事情。

——戴尔·卡耐基〔美国〕

沟通是信息、思想与情感的传递与反馈的过程，有效的沟通会促进父母与孩子相互理解，有利于和谐、良好的家庭氛围的营造。鲁迅先生曾说：“孩子的世界，与成人截然不同，一味蛮管，就大碍孩子的发展。”在当今社会我们也常说“三岁一代沟”，父母与孩子之间的年龄差距，使得代沟的存在无法避免。而沟通就是建立在父母与孩子之间的桥梁，可以帮助父母跨越鸿沟，与孩子平等地交流。

很多父母都会抱怨孩子不听话，一直希望孩子可以听话懂事。其实，不是孩子不想听父母的话，而是因为父母没有把话说到孩子的心里去，父母与孩子之间缺少共同语言与话题，谈话也就难以继续。因此，要想让孩子听话，父母就要学会从孩子的角度出发，用孩子的思维方式与语言习惯去沟通，让孩子对父母产生认同感，从而帮助父母把话说到孩子心里去，让孩子乐于听话。

同理，面对不吃饭的孩子，父母要给予充分的理解与尊重，用孩子可以理解的方式与语言来沟通，以便于孩子接受。但是实际上很多父母在与孩子交流时，往往会过多地将自己的想法强加给孩子，以自我为中心的交流模式会让父母与孩子之间的隔阂越来越深。要用孩子可以理解的语言来沟通对于改善父母与孩子之间的关系，具有重大的意义。

一例一析

用故事吸引孩子

立立有段时间很挑食，不爱吃青菜，也不爱吃肉，即使是他之前很喜欢的菜也几乎一口不吃。看着立立的身体一天天瘦下来，妈妈很着急，但是不论做什么菜，变换什么花样，立立还是只吃米饭。在征询了其他妈妈的意见后，立立妈妈决定利用故事来吸引孩子。于是，在一天晚餐前，立立妈妈就把点读笔的任我贴贴纸，贴在了立立的肚子上，用手指一点，立立的“肚子”就发出了声音：“青菜、肉肉，快进来陪我玩啊。”立立一听，立刻就来了精神，奇怪地看着自己的肚子。立立妈妈说：“米饭在你肚子里很寂寞啊，快让青菜和肉到你肚子里吧，那样米饭就不寂寞了，它们也可以一起玩游戏了。”立立听到妈妈这么说，麻利地吃了几口菜，又夹了几块肉。后来，立立不吃青菜和肉的问题就解决了。

孩子是充满好奇心与想象力的，他们对各种童话故事也情有独钟。案例中的妈妈用立立感兴趣的故事来与立立交流，自然就很容易营造出良好的交流氛围，便于立立接受妈妈的说法，并积极主动地去实施。试想一下，如果立立妈妈没有讲故事，而是强迫立立进食，那么很可能就会事与愿违，无法达到目的。

沟通交流要讲究策略与方法，尤其是父母在与孩子沟通时，既要考虑到孩子的心理发展状况，又要考虑孩子对于父母所说内容的理解程度。如果孩子的理解能力和接受程度有限，就会出现事倍功半的情况，父母劳心劳力没有得到好处，反而还会落得孩子的埋怨。因此，用孩子的思维去分析、用孩子感兴趣的语言去交流是实现有效沟通的重要手段。

考虑孩子的视觉感受

壮壮3岁，不爱吃蔬菜，看起来也比一般的同龄人瘦弱。虽然壮壮妈妈多次强调蔬菜中蕴含多种营养，不吃蔬菜会导致营养不良等，但是壮壮依旧我行我素，餐桌上的蔬菜一口都不吃。后来，壮壮妈妈就去请教营养师，营养师说：“小孩子对食物的外观要求是很高的，如果食物看起来不好看，就会降低孩子的食欲，甚至会让他们产生厌恶情绪，因此，可以先将蔬菜融入某些菜式中，看看孩子的接受程度。”于是，壮壮妈妈按照营养师的建议，利用大米、胡萝卜丁、玉米粒、青椒丁、蘑菇丁制作了一道“五彩炒米饭”，壮壮看到这个饭吃了一大碗。后来，壮壮妈妈还做了多种口味的“什锦蔬菜沙拉”，炒肉时也会配一些蔬菜，煮面条会放入豆芽、白菜丝等。渐渐地，壮壮的营养跟上了，也不再厌烦吃蔬菜了。

第一印象在我们的人际交往中很重要，我们常常会根据第一印象对别人有一个主观的认识与评价，而对于小孩子来说，他们看到菜的第一眼就会根据自己的好恶来决定是否吃，并单纯地认为不好看的食物就不好吃，这也是典型的“先入为主”的表现。仅凭妈妈的一面之词，孩子是很难改变自己的看法的。因此，将饭菜做得好看，取悦孩子的眼睛，自然也就会让孩子对吃饭的兴趣倍增。

从孩子的视角出发进行沟通，有助于父母更好地理解孩子眼中的世界，理解孩子的行为。也许孩子的很多行为在父母眼中都是可笑的，但是在孩子的内心深处，他们却是坚定不移地相信的，比如有些孩子坚信圣诞节前夕把袜子放在床头，第二天早上就会收到圣诞老人的礼物。让孩子保持童真，用孩子的眼光去看待他们的行为方式，可以有效地促进亲子关系的升华。

当孩子不吃饭时，妈妈与孩子的沟通经常会“无解”，孩子不明白妈妈在说什么，妈妈也没有弄明白孩子要表达什么，最后很可能是不欢而散。比如，孩子不爱吃胡萝卜，妈妈告诉孩子“胡萝卜中含有多种维生素和营养成分，对身体好”，这对5岁以下的孩子来说无异于听天书；同样，孩子跟妈妈喊“不吃，不吃”，也会让妈妈感到烦躁。考虑到孩子的理解程度有限，妈妈在与孩子交流时要注意以下三点：

1. 谈话内容要浅入浅出

孩子的心智发展还不成熟，对成人话语的理解有很大的局限性，因此，妈妈要注意在与孩子交谈时谈话的内容尽量浅入浅出，用平白简单的语言让孩子更好地理解。面对不吃胡萝卜的孩子，妈妈可以这样说：“吃胡萝卜可以让你的眼睛看东西更清楚，让你的身体长得更结实。”这样朴实的话语就便于孩子理解、接受了。

2. 语言表达要儿童化

用儿童化的语言与孩子沟通，可以激发孩子参与谈话的积极性。在交流“是否要吃胡萝卜”这个问题时，妈妈可以对孩子这样说：“小兔子可爱吗？小兔子每天都吃胡萝卜。你要是也想变得可爱，不吃胡萝卜可不行哦。”这样充满童真童趣的话语会很容易让孩子信服，从而可以使其在主观上改变以往的饮食习惯。

3. 用积极的语言表达感情

孩子的感性思维仍然占据着主导地位，妈妈的语言与情绪都会影响孩子的心情。因此，在与孩子交谈的过程中，妈妈要注意多说积极的话语，让孩子感受到肯定与鼓励。如孩子不吃胡萝卜时，妈妈可以说："妈妈知道胡萝卜的味道特殊，你不喜欢，但是我们还可以再尝试一下啊，做个小超人，克服困难。妈妈知道你一定行的！"孩子听了这番话，一定会十分开心，并乐于尝试与挑战。

杜绝强迫，避免孩子对某种食物产生逆反心理

名言点灯

如果人们不会互相理解，那么他们怎么能学会默默地互相尊重呢？

高尔基〔苏联〕

对孩子而言，均衡的饮食是成长发育的关键。孩子在5岁前，身体能够根据自身的需要进行自主调节，因此，无论是喂孩子喝奶还是吃辅食，家长都不应该强迫孩子，而应该按照孩子的意愿来喂食。强迫喂食不仅会破坏孩子原本的自我调节能力，而且会让他们对吃饭产生认识上的偏差，将吃饭当作完成任务，无法享受吃饭的乐趣。

有些家长担心孩子吃得少会营养不良，于是总是强迫孩子多吃，并以软磨硬泡、威逼利诱等各种手段来强迫孩子进食；还有一小部分的家长会因为担心孩子吃太多而禁止孩子吃零食、甜点。这两种做法

都是不可取的。强迫孩子进食会让孩子在吃饭时产生心理压力，不良的情绪会影响到食物的吸收，不利于孩子的身体健康；家长不让孩子吃零食、甜点，这些食物反而会引起他们的兴趣，甚至会造成孩子以后吃零食不节制。

孩子的需求来自于其身体的本能反应，家长要给予孩子足够的信任与尊重，如孩子紧闭嘴唇、把头扭到一边等就是吃饱的表现，这时家长就不必非要让孩子再多吃点。反之，如果孩子刚吃完饭又开始吃零食了，父母也不必过于担忧。我们每个人都有爱吃的食物和不爱吃的食物，即使是爱吃的食物，也有没胃口的时候，那么我们为什么要严苛要求孩子呢？

一例一析

再吃一口

餐桌上，一家人在一起吃饭，妈妈在喂孩子吃饭。

妈妈："乖，再吃一口，就一小口。"

孩子："不吃。"

奶奶："乖乖，这肉有营养，很好吃，快，吃了它。"

妈妈："快点吃，不吃完不准出去玩，也不能看电视。妈妈是为了你好。"

奶奶："你看你才吃了这么一点饭，快，就着这块肉再吃一口米饭。"

案例中描述的场景在实际的生活中是十分常见的，6岁以下孩子的吃饭问题已经逐渐地成了有孩家庭的头等大事。为了让孩子多吃一口饭，全家人都会使出浑身解数，迫使孩子在心不甘、情不愿的情况下还要进食，久而久之，孩子自然就会觉得吃饭有压力，而逐渐地产生厌食情绪。

很多家长逼迫孩子吃饭的理由都是“我是为了你好”，如果孩子反驳，家长则会给孩子冠上“不听话”的头衔。家长想让孩子多吃点、长壮点可以理解，但是反复地、强制性地让孩子进食，忽略孩子的主观感受，这是应该提倡的吗？我们不要打着“为孩子好”的旗号，却做着伤害孩子的行为。

什么都不许吃

孩子：“我还想吃那个奶油蛋糕。”

妈妈：“不行。刚吃完饭不准吃甜点。”

孩子：“可是我想吃。”

妈妈：“那也不行，你已经吃饱了，不能再吃蛋糕了。”

孩子：“那我吃那个饼干也行。”

妈妈：“那也不行，什么零食都不能吃。”

孩子：“呜呜呜……”

案例中的孩子因刚吃完饭就想吃甜点、零食而遭到了妈妈的强烈反对，其实这是没有必要的。吃饭是人基本的生理需求，即使孩子已经吃饱了，只是因为嘴馋而想吃东西，妈妈也可以适当地满足孩子的需求。即便是大人，在三餐之外也经常会有嘴馋的时候，宽容地对待孩子的需求，并适当地教育孩子正确的饮食方式，会取得更好的效果。

从心理学的角度来说，越被限制的食物就越能引发孩子的兴趣。家长不让孩子吃零食、甜点不仅不会打消孩子心中的欲望，反而会让欲望的火苗越烧越旺，甚至会让孩子在今后的饮食中暴饮暴食，无法控制自己吃零食。因此，面对孩子的强烈渴望，家长不能采取“以硬碰硬”的态度，而要学会“以柔克刚”，适当地满足孩子的欲望，并规定孩子每天吃甜点的时间与数量，这是培养孩子养成良好习惯的主要方式。

趋利避害是人性的本能，即使孩子少吃了一顿饭、多吃了一块蛋糕，对他们的身体也不会有什么不利的影响。反而如果孩子感觉到饿了或者撑了，他们就会记住这次教训，这比妈妈的口头强迫更有效果。因此，要想让孩子愉快安心地进食，妈妈要做到以下三点：

1. 不强迫孩子吃什么

很多妈妈爱子心切，会强烈地要求孩子多吃有营养的食物，如牛奶、鸡蛋、肉、鱼等，面对孩子的反抗，妈妈通常都会选择无视，孩子也只能被迫吃这些食物。吃得多了，孩子慢慢就会觉得味同嚼蜡，进而会对这些食物产生反感情绪，严重的还有可能会一吃就吐。因此，妈妈一定要注意不要强迫孩子吃什么食物，让孩子可以适当地选择自己爱吃的食物。

2. 不过多干预孩子吃多少

很多妈妈都会以自己的一厢情愿来判断孩子有没有吃饱，其实，每顿饭要吃多少的问题可以完全地交给孩子。孩子不饿时，他们可以选择不吃或者少吃；饿了想吃饭时，他们就可以多吃点。身体是最诚实的，孩子会按照自己的身体需求与变化来决定自己是否要吃、吃多少，妈妈对此不必过多地干预，而可以给孩子绝对的主动权。

3. 不禁止孩子吃想吃的食物

有一些家长担心孩子吃太多甜点会发胖，吃太多零食身体会不健康。那么妈妈可以给孩子准备健康的零食，吃甜点时限制数量。不禁止孩子吃想吃的食物，让孩子有自我表达的欲望，这对于孩子的心理发展具有重要的意义。和平地解决与孩子之间的矛盾，对孩子养成良好的饮食习惯，构建和谐的亲子关系也十分重要。

学会温和交流，打骂孩子只会适得其反

名言点灯

如果你是对的，就要试着温和地、有技巧地让对方同意你；如果你错了，就要迅速而热诚地承认。这要比为自己争辩有效和有趣得多。

戴尔·卡耐基〔美国〕

俗话说“良言一句三冬暖，恶语伤人六月寒”。这句话告诉我们要学习用“爱语”结善缘，一句理解的话会给人以安慰，让人们在寒冷的冬季也能感受到温暖；而一句嘲讽消极的话则犹如一把利剑，会让人们在炎热的夏季也感到寒冷。孩子的心灵是十分敏感而脆弱的，父母在与孩子沟通交流时要采用温和的方式，用恰当的语言来表达出自己的观点，以减少对孩子的伤害。

孩子从两三岁起，就逐渐形成了自我意识，并且随着年龄的增

长，这种自我意识会逐渐增强。因此，父母在与孩子交流时要注意保护孩子的自尊心，用商量的语气、温和的态度让孩子感受到父母对他的尊重，从而促使孩子积极主动地去做该做的事情。如果父母的态度粗暴，语气强硬，甚至采用打骂的方式管教孩子，虽然孩子听从了命令，但是他们的内心是不服气的，也会对父母产生反感与排斥。

当孩子决定不吃饭时，父母要以温和的态度、语言与孩子沟通，并通过适当的劝告与温和的教育来提出建议，让孩子可以采取更好的方法处理这个问题，进而缩短父母与孩子之间的心理距离，增进彼此的亲密关系，也可以在一定程度上消除孩子的逆反心理。

一例一析

不吃了

孩子：“妈妈，我不吃今天的晚饭了。”

妈妈：“不行，怎么能不吃晚饭呢，不吃饭会饿的。”

孩子：“我不饿，不吃了。”

妈妈：“饿不饿都得吃晚饭，不吃晚饭也不能吃零食。以后不给你买零食了。”

孩子：“呜呜呜……”

用温和的方式与孩子沟通，符合孩子的心理要求，更有助于促进父母与孩子之间的思想交流与情感沟通，而采用粗暴的方式命令孩子，会让孩子产生抵触心理，导致交流很难进行下去。案例中的妈妈不想孩子因为吃零食而不吃晚饭，这是从孩子的健康方面考虑的，但是采用的交流方式却欠妥当，导致孩子的情绪激化，沟通未果。

如果案例中的妈妈可以改变自己对孩子居高临下的态度，以平等的态度对待孩子，以温和的方式与孩子交流，那么就会是另一种皆大欢喜的结局。

不吃了

孩子："妈妈，我不吃今天的晚饭了。"

妈妈："为什么不吃了呢？"

孩子："我还不饿。"

妈妈："那今晚妈妈晚一点做饭，到时候你就饿了。"

孩子："不用了，妈妈。"

妈妈："那好吧，晚饭做好后我给你留出来一点，等你饿的时候再吃，好吗？"

孩子："好的，谢谢妈妈。"

面对同一个问题，妈妈对待问题的态度与所采取的沟通方式不同，就出现了截然不同的结果。父母用命令、呵斥的口吻与孩子交流时，孩子的态度往往也会变得强硬起来，并因此而拒绝与父母进行沟通，如采用喊叫、哭闹等方式表达自己的不满；而父母与孩子温和地交流，心平气和地就事论事，则会对孩子产生良性的心理暗示，让他们更愿意接受父母的建议。

说话是一门学问，也是一门艺术。表达同一个意思，采用不同的方式说出来就会给我们不同的感受。如果父母只顾自己一时解气，什么话都对孩子说，那么对于孩子积极心理的形成会很不利，长此以往，孩子也会产生逆反心理，专门跟父母对着干，不管父母说什么，他们都会排斥。因此，父母在与孩子交谈的过程中，一定要考虑到孩子的心理发展特点，注重运用语言的艺术，采用温和的态度与商量的口吻与孩子进行平等的交流，从而更好地保护孩子的自尊心，也使得亲子之间的交流更加有效。

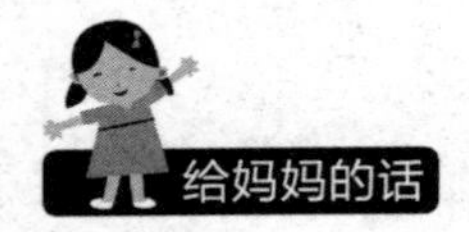

父母与孩子交流时的态度与方式决定着孩子的思想与行为方式。孩子的心灵很容易受到伤害，粗暴武断的交流方式会影响孩子的心灵成长。要想让孩子接受建议，父母就必须要学会说话。父母与孩子进行沟通交流时可以采用以下方式：

1. 以协商的口吻交流

随着孩子自我意识的增强，他们更乐于与父母建立“朋友式”的关系，以平等的地位与方式来和父母交流。因此，父母在与孩子交流时就要尊重孩子的人格，以商量的口吻与孩子交流。如孩子不吃西红柿时，妈妈就可以跟孩子说：“那你说怎么办才好呢？不喜欢西红柿，那要吃黄瓜吗？”与孩子平等地交流，孩子会感受到尊重，从而会积极地与妈妈交流，说出自己的想法。

2. 以委托的方式交流

父母可以适当地信任孩子，委托孩子去做一些事情。比如在吃完饭后，妈妈可以对孩子说："宝贝，今天妈妈太累了，你可以帮妈妈收拾一下碗筷吗？"这样委婉的请求会让孩子感觉到信任与被需要，他们当然也就会乐于行动。很多孩子都反感被当成小孩，而父母的信任与委托会让孩子觉得自己是大人了，从而激励孩子更加懂事。

3. 以鼓励的方式交流

充满鼓励的语言会给孩子以力量，而消极的语言会打击孩子做事的自信心与积极性，因此，妈妈在与孩子交流时要善于鼓励孩子。如孩子不吃西红柿时，妈妈可以鼓励孩子："西红柿吃起来确实有点酸，但是你不想克服困难吗？男子汉才不会怕吃西红柿呢！"这样的话语会调动起孩子的情绪，从而可以达到预期的目的。

南瓜蔬菜汤

孩子不爱吃蔬菜，营养吸收不全面，那就来一碗南瓜蔬菜汤吧！细腻甜滑的南瓜汤中包含多种蔬菜，简直是小朋友们的营养晚餐。妈妈也可以利用其他的蔬菜，如红薯、番茄等，让孩子品味不同的滋味。（注：适合1岁以上的宝宝。）

食材

南瓜500克，西芹1根，胡萝卜1/2根，土豆、洋葱各1/2个，黄油、盐各少许。

做法

1. 南瓜、西芹、胡萝卜、土豆切丁，洋葱切丝。
2. 将黄油放入加热的锅中融化，然后放入洋葱翻炒。
3. 洋葱炒软后放入胡萝卜、西芹翻炒。
4. 将南瓜、土豆放入锅中，并添加适量水，以小火将蔬菜煮软。
5. 将搅拌棒探入锅里，将蔬菜搅成糊状后，然后加入少许盐。
6. 将汤盛入碗中。

美味有营养的南瓜蔬菜汤就出锅啦！

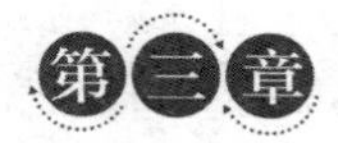

家务分担，鼓励孩子参与家庭事务

我们常说“自己动手，丰衣足食”。孩子作为家庭的一分子，分担家务活也是他们的义务。经常做家务活的孩子在走向成年的过程中更容易适应今后的生活，也容易形成责任感，获得成就感。对于不吃饭以及不好好吃饭的孩子，家长可以让他们参与到买菜、做菜、收拾餐具等家务活中，虽然孩子能做的有限，但是这对于他们的成长有着重要的意义。

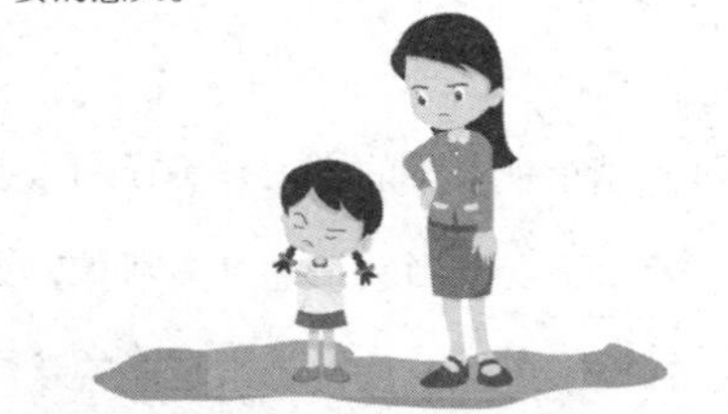

带孩子一起买菜，给予孩子食物选择权

名言点灯

劳动永远是人类生活的基础，是创造人类生活和文化幸福的基础。

马卡连柯〔苏联〕

现在的家长越来越重视孩子的学习，每逢周末，孩子不是在补课就是在上特长班。独生子女受到家长的过多呵护，更是很少参与家务劳动。家长包办、独揽家务活，使得越来越多的孩子缺乏独立生活的能力，“四体不勤，五谷不分”显然已经成了孩子的常态。这样的教育模式造成了孩子的书本教育与实际生活的脱离，不利于孩子今后的成长。

有这样一个故事：老师问学生大米是从哪里来的，学生回答在超市买的；老师再问超市的大米是从哪里来的，学生回答从批发市场买

的；老师继续追问，学生哑口无言。这个故事在我们看来十分奇怪，甚至会让我们发笑。但如果一直按照上面的方式管理、教育孩子，我们的孩子将来也会成为这个故事中学生的一员。

安逸的生活环境导致孩子出现了偏食、挑食等不好好吃饭的现象，要纠正孩子的这种行为，家长可以从带领孩子做家务活做起。有人说“家长不挑食是因为买的菜都是自己爱吃的”，那么为了让孩子不挑食，家长就可以带领孩子一起去菜市场或者超市买菜，给予孩子一定的食物选择权，从源头上避免孩子出现偏食、挑食等想法，也可以培养孩子参与家务活动的意识与能力。

一例一析

要找这样的

庆庆3岁的时候很挑食，这也不吃，那也不吃。虽然妈妈变换了多种菜式，庆庆还是吃了一口就不想吃了。有一天，妈妈带着庆庆去超市买菜，庆庆看到这么多新鲜的蔬菜很兴奋，妈妈在挑菜的时候庆庆也会跟着挑，虽然挑得不好，但是妈妈没有责怪庆庆，而是告诉他应该怎么挑选蔬菜，并让他照着一个样本去挑。当天晚上虽然是同样的饭菜，但是庆庆吃了很多。后来，庆庆经常会跟着妈妈一起去买菜，有时候妈妈也会让庆庆自己决定买什么菜，渐渐地，庆庆不挑食了，每顿饭都吃得有滋有味。现在，5岁的庆庆身强体壮，成了孩子眼中的“大力士”。

带着孩子去买菜是生活中十分常见的一件事，但是很多妈妈都是让孩子在旁边看着，如果孩子想要帮忙，妈妈就会立即制止。妈妈的这种行为会打击孩子参与的积极性。而案例中的庆庆妈妈不仅没有制止庆庆的行为，反而循循善诱，帮助庆庆逐渐理解并掌握了挑菜的方法，让庆庆产生了自豪感与成就感，并因此而改变了以往不好的饮食习惯。这是值得我们学习与借鉴的。

孩子是需要鼓励的，当他们第一次做某件事的时候心里会很忐忑，这时如果父母看孩子做得不好就批评孩子，那么他们的自尊心与自信心都会受到打击，他们也就很难将这件事继续做下去；而如果父母对孩子的行为给予肯定与鼓励，他们就会十分满足，并会更加积极地帮助父母做其他的事情。因此，在教育孩子时，我们要给予足够的耐心与爱心，让孩子可以健康、快乐地成长。

跟妈妈去买菜

一天，幼儿园老师给孩子们布置了一道生活作业题，让孩子跟着家长一起去买菜，并选择其中的一种或两种，说一说买的菜可以做成什么菜，味道是什么样的。这天，妈妈下班回到家，芳芳就跟着妈妈一起去买菜。在楼下的菜市场里，妈妈让芳芳选择要买什么菜，芳芳看到五颜六色的蔬菜不知如何选择。妈妈告诉芳芳：“紫色的是茄子，绿色的带刺的是黄瓜，红红的、尖尖的是辣椒……”最后，妈妈与芳芳共同挑了几样菜回家了。以往芳芳是不吃黄瓜的，但是当天晚上妈妈做了一个凉拌黄瓜，芳芳竟然主动吃黄瓜了。去菜市场见到了多种多样的蔬菜，芳芳的作业完成得很好，也得到了老师的表扬。

孩子偏食、挑食、不吃饭是常见的现象，家长不用过分担心，但也不能完全地听之任之。有些孩子对陌生的事物的恐惧要多于好奇，这也就使得他们不愿意甚至是不敢尝试新的食物，而妈妈带着孩子一起去买菜恰恰可以打消孩子心中的疑虑，让他们对餐桌上的饭菜感到心安。

3~6岁的孩子在幼儿园学习的不仅仅是基本的文化知识，老师还会教孩子认识生活中的动物、植物、蔬菜、水果等，但是教学的过程大多是与实践脱离的，而家长带着孩子去买菜，恰恰可以让孩子在买菜的过程中得到实践，使得孩子的学习与生活可以完美地融合，培养孩子的综合素质。

当孩子不吃饭或者不吃某样菜时，很可能是他对这个菜有偏见。比如有些孩子不喜欢芹菜，有些孩子不喜欢土豆，对于孩子的偏见，妈妈可以通过简单的介绍来改变孩子对这些蔬菜的看法，比如告诉孩子：吃芹菜可以提高免疫力，让人少生病；土豆营养丰富，有的国家还把土豆作为主食等。要培养孩子良好的饮食习惯，让孩子更好地参与家务劳动，在买菜环节妈妈可以这样做：

1. 教孩子认识蔬菜

孩子的认知能力是不断发展提升的，而在生活中学习是主要的方式之一。妈妈在带着孩子买菜时，对于孩子提出的问题要积极地回答，也可以适时地让孩子多认识几种蔬菜。比如前一天做的菜是鱼香茄子，那么妈妈就可以指着茄子告诉孩子："昨天咱们吃的鱼香茄子就是用那样的茄子做的。"通过这样的生活化教育，孩子会在不知不觉中认识到更多的蔬菜，也会在一定程度上改变孩子偏食、挑食的习惯。

2. 教孩子怎么挑菜

孩子想要帮助父母分担一部分事情，于是在父母做一些事情的时候，孩子经常会掺和进来。妈妈在挑菜时孩子也会学着妈妈的样子挑，那么妈妈就可以告诉孩子应该怎么选，让他们在做事之后也得到一份成就感与荣誉感。而且，孩子自己参与买菜挑菜的过程，他们会觉得自己挑的食材与众不同，吃起来更是有滋有味。

3. 教孩子制作表格

为了让孩子每天都有进步，妈妈可以与孩子共同制作一个表格。表格上可以写孩子每天认识的蔬菜、吃的菜的名字，以及做的其他家务活。这样具体的表格会让孩子看到自己的进步，从而起到激励的作用。

让孩子帮忙择菜，体会劳动的喜悦

名言点灯

要工作，要勤劳：劳作是最可靠的财富。

——拉·封丹〔法国〕

高尔基说：“我知道什么是劳动，劳动是世界上一切欢乐和一切美好事情的源泉。”现在，孩子们的物质生活十分丰富，他们不懂得珍惜，也无法体会父母的辛劳。让孩子帮助父母分担一些简单的家务活，不仅会增加孩子做家务活的乐趣，而且可以让他体会到父母的辛苦与参与劳动的喜悦。

对于三四岁的小孩，家长在做菜时可以让他们帮忙择菜、洗菜，虽然孩子经常会把厨房搞得一团糟，但是他们会很享受这个过程，他们也会十分珍惜自己的劳动成果，如将洗好的菜小心地放到锅台上，以免掉落地上又脏了。在得到父母的夸奖后，孩子做家务活的兴趣会上升，他们会逐渐地学会铺床、叠衣服，整理自己的物品等，这对于孩子独立生活能力的培养具有重要的意义。

让孩子帮忙择菜、洗菜会让他们觉得自己也参与了做菜的过程，当饭菜端上桌时，孩子可以自豪地对父母说：“这个菜是我自己择的，也是我洗的。”虽然只是短短的一句话，对孩子来说却是自己的一大进步。而且，受心理暗示的影响，孩子也会觉得这道菜吃起来格外香，从而可以增进孩子的食欲。

一例一析

你能帮妈妈择菜吗

乐乐是家里的独生子，爷爷奶奶、爸爸妈妈都十分疼爱他。乐乐想要什么玩具家人就给他买，想吃什么食物就给他做。乐乐俨然成了家里的“小皇帝”，家人对他唯命是从。乐乐3岁时去上幼儿园，老师基本上每天都会给乐乐妈妈打一通电话，说乐乐在幼儿园欺负了哪个小朋友；乐乐不好好吃饭，还把饭菜都洒到了地上；乐乐抢了其他人的玩具；等等。经过乐乐妈妈与老师的多次沟通与交流，乐乐妈妈决定要改变对孩子的教育方式，除了在平时教导乐乐以外，妈妈还会让乐乐帮忙做一些家务活，让乐乐感受到团结合作的乐趣。如妈妈会对乐乐说：“乐乐，妈妈正在做米饭，你能帮助妈妈择菜吗？”“妈妈正在洗碗，你能把自己的碗拿过来吗？”乐乐在做这些事时总会觉得自己是个大人了，充满了成就感。而且，由于做家务活消耗了体力，乐乐的食欲大增，再也不像以前那样挑食了。老师也夸乐乐的进步很大，并授予了乐乐“生活进步奖”。

如果父母过度地溺爱孩子，对孩子有求必应，这无疑会给孩子灌输“不劳而获”的价值观，对孩子的成长极其不利。案例中的乐乐一开始过惯了唯我独大的生活，在与其他小朋友的交往中自然就会我行我素，不容许其他人反抗。而在帮助妈妈做了一些家务活后，乐乐不仅变得勤劳了，而且感受到了劳动的喜悦，思想也在逐渐地成熟，并可以更好地适应周围的环境，为其生活打开了新的篇章。

让孩子从小做家务，可以培养孩子的责任感与使命感，这对孩子来说是一笔无形的财富。择菜、洗菜对于大人来说小事一桩，但是对于孩子来说，却是他们体现自己价值、发挥自己能力的方式。父母不要反对孩子的主动帮忙，而且应该积极地鼓励孩子做家务，并适时地帮助孩子共同完成家务活，让孩子真正地感受到劳动的高尚，使其发自内心地喜欢上劳动。

给妈妈的话

很多父母不舍得让孩子干家务活，觉得做家务是一件苦差事。其实对于孩子来说，任何新鲜的事情都是充满趣味的，他们最开始也无所谓喜欢与不喜欢，反而是父母的态度与行为影响了他们的判断。因此，要从小培养孩子热爱劳动的精神，父母首先要端正自己的思想，引导孩子共同做家务活，帮助孩子体验劳动的乐趣。父母可以通过以下方式来教育孩子：

1. 带领孩子一起做家务

孩子是乐于与家人一起活动的，因此，父母要多提供给孩子做家务活的机会，如让孩子跟着妈妈一起给花浇水、叠衣服，跟着爸爸打扫房间等。这些家务活不仅会让孩子觉得很有意义，而且会增进亲子之间的关系。另外，父母与孩子一起做家务活，还可以为孩子树立一个良好的榜样，让孩子知道劳动是光荣的，这对于孩子良好的心态与价值观的形成具有重要的意义。

2. 引导孩子主动选择家务活

孩子在看到爸爸妈妈做家务活时往往会主动帮忙，但是由于他们的年龄小，有些事情还做不了，很多父母都会选择拒绝孩子的帮助，这种做法是不恰当的。父母可以为孩子提供更多的选择，使其参与其中。如家长在擦玻璃，就可以让孩子从收垃圾、铺床等他们可以做的家务活中做选择。尊重孩子的选择，并帮助孩子完成任务，这是每一位妈妈都应该做的。

3. 对孩子的劳动给予表扬

渴望父母的表扬是每一个孩子的内心需求。在孩子做完了一项工作后，不论成果如何，家长都要给予鼓励，保护孩子参与劳动的积极性。同时，家长还可以以委婉或者示范的方式让孩子知道正确的做法，从而使得孩子真正有所进步。

共同商量食谱，确定每餐食物

名言点灯

尊重别人，才能让人尊敬。

笛卡尔〔法国〕

孩子的自我意识在2岁以后开始逐渐形成，而且随着年龄的增长，他们需要有一种成就感，如孩子刚学会走路时会很开心，这是成就感；孩子刚可以自己吃饭时很兴奋，这也是成就感。孩子作为家庭中的一分子，让他们参与家庭事务并说出自己的建议，这既是对孩子思想的肯定，也会让孩子产生成就感，并使其得到积极的心理暗示。

孩子不吃饭是让很多父母头疼的问题，在这个问题上，父母只是希望通过自己的说教来让孩子改变行为是不太现实的。很多孩子都有自己的想法，父母要给予孩子表达自己观点的机会，而不能将自己的想法强加给孩子。有的孩子挑食、不吃饭，很可能是餐桌上的饭菜他不喜欢吃，或者是吃了之后会过敏、不舒服等，那么父母就要尊重孩子的想法与选择，通过平等的沟通来解决问题。

家长与孩子共同商量食谱，确定每天要吃的饭菜的样式，可以让孩子感觉到自己被需要，从而增强孩子的责任感。孩子在参与了买菜的环节之后，认识了更多的食物，那么在商量每天要做什么菜时，孩子也会按照自己的喜好来选择。当然，为了保证孩子的营养均衡，家长可以与孩子约法三章。如每周日确定下一周的食谱，让孩子在几样菜式中选择每天要吃什么菜，并且不能重复，不能不吃某样菜。孩子拥有了相对的选择权与决定权，他们也会严格地遵守规则，从而避免了偏食、挑食、不吃饭等情况的发生。

一例一析

制定“每周食谱计划表”

岩岩很挑食，吃饭的时候完全看心情，想吃就多吃一点，不想吃就不吃了。虽然妈妈经常会按照岩岩的喜好来做饭菜，但是岩岩依旧吃得很少，看起来比同龄人瘦弱得多。后来妈妈问岩岩想吃什么食物，她就按照岩岩说的来做当天的饭菜，慢慢地，岩岩的饭量上去了，每顿饭也都吃得很开心。为了让岩岩继续保持下去，妈妈就与岩岩制定了一个“每周食谱计划表”。每个周日的上午，妈妈都会与岩岩商量下一周的菜谱。为了确保岩岩的营养均衡，每顿早餐、午餐、晚餐，妈妈都会各列出8个选项，让岩岩从中各选择7个。家人与岩岩一起遵守《吃饭条约》——不挑食、不浪费。自此，岩岩不爱吃饭的坏毛病彻底得到了改善，身体越来越健康，心情也越来越好。

每个人都有自己的想法，即使是孩子也不例外。让孩子参与并决定要做什么菜，可以增强孩子的责任心，也会让孩子产生一种强烈的主人翁意识。孩子的自我约束力很差，因此，妈妈在与孩子交往的过程中既要尊重孩子，又要约束孩子。案例中的妈妈做到了部分放权，既没有完全让岩岩决定吃什么，又充分地尊重了岩岩的意愿，而且与岩岩一起制定了《吃饭条约》，这是值得我们提倡并效仿的。对于孩子亲自参与制定的菜谱与条约，他们的认同感会更高，遵守度也会更强，从而使得实施起来会更加顺利。

马克思说："你希望别人怎样对待自己，你就应该怎样对待别人。"孩子会模仿父母的行为方式，父母尊重、信任孩子，孩子自然也会回应父母以尊重、信任。在处理日常家庭生活中的事情时，父母可以适当地征询孩子的意见，让他们说出自己内心的想法，也让孩子感受到被尊重、被重视，从而提高家庭的凝聚力，让孩子在一个和谐平等的家庭氛围中阳光快乐地成长。

二选一

妈妈："今天晚上你想吃什么呢？"

孩子："鸡蛋饼。"

妈妈："可是昨天晚上吃的就是鸡蛋饼啊，今天还想吃吗？"

孩子：“嗯，鸡蛋饼好吃。”

妈妈：“那除了鸡蛋饼呢？你还想吃什么？”

孩子：“没有了。”

妈妈：“冰箱里有南瓜，今天妈妈给你做一道没吃过的南瓜紫菜鸡蛋汤，或者熬个绿豆南瓜粥，你想吃哪个？”

孩子：“绿豆南瓜粥，上次做得也很好吃。”

妈妈：“现在天气热，喝绿豆南瓜粥还可以解暑呢，确实是个不错的选择。宝宝真棒！”

孩子的思维是具有跳跃性的，妈妈在与孩子交流的过程中不必走入思维的死胡同。在让孩子决定要吃什么的时候，他们往往会想起自己最喜欢的食物或者是最近刚吃过的食物，但这并不代表孩子不喜欢其他的食物。案例中的孩子在说出了自己的答案后，妈妈并没有否定孩子的答案，而是给孩子提出了更多的选择，既避免了与孩子的冲突，又将选择权交到了孩子手上；而且，妈妈在表扬孩子的同时还渗透了一些饮食知识，既会让孩子产生自豪感，又增加了孩子对食物的认知。

对于孩子来说，世界上的许多东西都是新奇的、未知的，他们都要通过不断的学习来认识这些事物。妈妈与孩子共同商量食谱，孩子会对食物有更多的认知，对不同的菜式有更多的理解，从而便于他们逐渐养成健康、良好的饮食习惯。

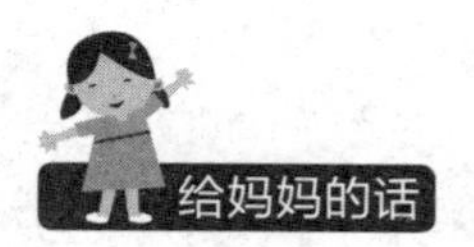

在很多父母的眼中，孩子一直是需要帮助的，即使有些孩子想要自己做，父母也会觉得孩子还太小，什么都做不了，而打断他们的行为。这看似是在保护孩子远离伤害，实则是毁了孩子。随着孩子的逐渐成长，妈妈要做的是引导并培养孩子养成良好的意识与行为方式，而不是过度地溺爱与保护。要培养出具有优秀品质的孩子，妈妈可以这样做：

1. 尊重孩子的独立意识

孩子的独立意识一般在1岁之后就会逐渐显现，如孩子自己拿玩具、自己洗手等。面对孩子的这种行为，妈妈要给予重视与鼓励，让孩子可以更加积极地去尝试其他的事情。如妈妈可以鼓励孩子自己拿勺吃饭，或者与孩子探讨每顿饭吃什么菜等，从生活中的小事培养孩子的独立性，从而逐渐地增强孩子的独立意识。

2. 培养孩子的责任意识

孩子做一件事情是很难坚持下去的，但是妈妈不能任由孩子放弃，而要逐渐地培养孩子的责任意识。如孩子每周与妈妈制定食谱，时间一长，他们就会觉得这件事很没意思，想要放弃。这时妈妈可以跟孩子说："我们每天都要吃饭吃菜，科学合理的菜谱可以提供给我们更多的能量，让你玩玩具的时候不会饿，爸爸工作的时候也不会饿。这多么值得骄傲啊！"这样的话会让孩子充满使命感与责任感，激励孩子坚持下去。

3. 引导孩子的规则意识

“没有规矩，不成方圆。”孩子的规则意识十分薄弱，妈妈要为孩子树立好榜样，培养孩子规则意识的形成。比如在制作了菜谱、条约之后，孩子还有可能会出现不吃饭、挑食等行为，那么妈妈就可以教育孩子，让孩子知道这样做是不对的。如果妈妈本人违反了条约，也要让孩子知道，并要接受惩罚，从而更好地规范孩子的行为。

让孩子参与其中，享受美味的饭菜

名言点灯

我觉得人生求乐的方法，最好莫过于尊重劳动。一切乐境，都可由劳动得来；一切苦境，都可由劳动解脱。

李大钊〔中国〕

随着生活水平的提高，人们对物质生活的要求也越来越高，在吃饭方面也由“吃得饱”向“吃得好”转变。健康饮食、合理饮食逐渐成为大多数人追求的饮食目标，而保证孩子的营养均衡、身体健康则成为当前家长们最关心的问题。

虽然很多家长都十分关心孩子的饮食，却很少让孩子参与其中，反而是按照自己的想法强制性地要求孩子去吃各种食物，引起了孩子的反感。在很多国家，“厨房育儿”已经成了很时尚的活动，让孩子参与到做饭的过程中，不仅可以培养孩子的生活自理能力，而且有助于孩子用多种感官去观察、探索各种食物，改变孩子的错误认知，从而可以改善孩子偏食、挑食的状况。

我们对不劳而获得到的东西很少珍惜，孩子也是一样，他们没有参与饭菜的制作过程，就无法体会到母亲的辛劳，也无法享受到成功的喜悦，孩子在饭桌上的表现自然也就很难让人满意，浪费食物的现象层出不穷。甚至对于有些孩子来说，吃饭不仅不是一种享受，反而是一种折磨，在这样的心态下，孩子自然无法愉悦地进餐。因此，要彻底地改变这种状况，父母就要鼓励孩子参与做饭的过程，帮助父母共同完成饭菜的制作，让孩子在参与的过程中体验到乐趣。

一例一析

这是我做的

依依是个不爱吃蔬菜的小女孩，妈妈用了很多办法想改变依依的行为，但是都没有用。即使是烙蔬菜饼，依依也会把饼上沾着的蔬菜一一抠掉。妈妈求助了依依幼儿园的老师和其他的家长，了解到让孩子跟着一起做饭会让他们食欲大增，但是不知道能不能改善偏食的习惯。依依妈妈决定试一试。

这一天，妈妈正准备做蔬菜沙拉，看到依依在玩玩具，就对依依说："依依宝贝，妈妈正在切黄瓜，你能帮妈妈撕生菜吗？"依依听到后很快就走进了厨房，妈妈告诉依依应该怎样做，依依就按照妈妈教的认真地、仔细地做了起来。

等到食物上桌时，依依指着蔬菜沙拉自豪地对爸爸说："这个菜是我做的。”爸爸说：“是吗？宝贝这么厉害呢，宝贝辛苦了，你做的菜爸爸一定要多吃点儿，你自己也要多吃点儿。”尝了一口后，爸爸对依依说：“依依，你尝尝，你做得确实很好吃呢！没想到我女儿的厨艺这么好呢！”听到爸爸的夸奖后，依依很开心，也吃了很多的蔬菜。之后，依依会经常帮助妈妈做菜，对蔬菜也不再挑剔了。

对孩子来说，玩玩具、做菜、干家务都是生活娱乐的一种，父母没必要觉得让孩子做菜、干活会让他们受苦，让孩子参与到家庭事务中，反而会让他们有一种主人翁的意识，增强孩子的自豪感。案例中的依依在真正地参与到做菜的过程中才意识到了做菜的不容易，也更加珍惜自己的劳动成果，不再不吃蔬菜，吃起来反而会觉得有滋有味。这样的切身体会比父母的屡次说教更有效果。而且，依依帮助妈妈一起做菜，减轻了妈妈的负担，又得到了爸爸的赞赏，心情也会变得十分愉悦，家人的关系也会变得融洽。

孩子在厨房里能做的事情有很多，要让孩子喜欢厨房、喜欢做菜，关键是要给他们布置可以胜任的任务，让孩子在完成任务后充满成就感，并促使其更积极地去做其他的事情。如家长可以让孩子帮忙揉面、搅拌凉菜、将食物摆盘等，这些工作没有危险性，孩子也能够很好地完成。随着孩子的长大，家长可以让孩子帮忙做更多的事情，如切菜、炒菜、榨果汁等，让孩子感受到征服困难的喜悦。

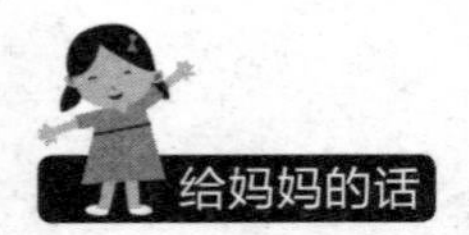

让孩子帮助妈妈准备饭菜是锻炼孩子生活技能、培养孩子良好饮食习惯的主要方式之一。孩子的年龄小，对危险没有足够的认知，父母的粗心大意很可能会酿成严重的后果。因此，在孩子踏入厨房的那一刻，妈妈就要做好防范措施，消除厨房的危险因素，为孩子打造安全的厨房环境。主要可以从以下几个方面入手：

1. 保证电、气安全

妈妈做饭、做菜时经常会使用电器、燃气等，有些家庭还会在厨房放置一个插线板。当孩子走入厨房时，妈妈一定要将不用的电线收好；如果正在焖米饭或者烧热水，要将这些放置到孩子够不到的地方，以免烫伤；在使用完燃气后，妈妈一定要关闭燃气灶总闸，以免孩子因为好奇打开燃气。

2. 远离危险物品

菜刀、水果刀、开瓶器等是厨房中常用的物品，妈妈一定要将这些尖锐物品放置到孩子够不到的地方，如高处的壁橱、上锁的柜子等。另外，孩子看到很多食物都是从厨房端出去的，他们就会以为厨房里的很多东西都是可以吃的。妈妈对此一定要引起注意。将不能吃以及不能生吃的食物都收起来，以免造成严重的后果。

3. 小心端放食物

在饭菜刚做好时，妈妈一般会端着食物放到餐桌上，有时孩子会跟着妈妈一起走，这时如果妈妈没注意，很可能会从孩子的头顶掠过，这是很危险的。而且，孩子闻到食物的香味，也会着急尝一尝，滚烫的汤、刚炒好的菜都会烫到孩子。因此，妈妈要将这些对孩子存在危险的东西放置好，最大限度地保证孩子的安全。

番茄鸡蛋烧

番茄与鸡蛋的结合可是会迸发出新的火花喔！蛋香浓郁的卷饼有了番茄的点缀，还真是让人爱不释口啊！（注：适合1岁以上的宝宝。）

食材

番茄1个，鸡蛋2个，盐、植物油各适量。

做法

1．将鸡蛋打散，在鸡蛋液中加入少许盐。

2．将番茄洗净、去皮、切碎。

3．将番茄碎加入到鸡蛋液中，并混合均匀。

4．将锅烧热，并倒入少量油，将番茄鸡蛋液均匀地铺一层在锅底，凝固后卷起。

5．将卷好的蛋饼盛出，切段装盘。

香喷喷的番茄鸡蛋烧就出锅啦！

第四章 尊重孩子，培养孩子的食物自主权

孩子会根据自己的身体反应做出最舒服的行为。例如，当吃的食物不喜欢时，孩子会将食物吐出来，而不会强迫自己咽下去。这是孩子的本能反应，也是他们保护自己的方式。因此，在孩子的饮食问题上家长不必过分担心，而要给予孩子充分的尊重，让孩子可以自己进食，并决定是否吃、吃多少、吃多快。

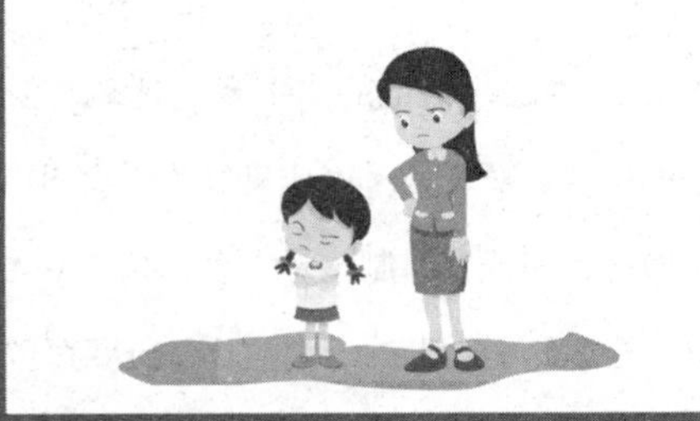

鼓励孩子自主进食

名言点灯

自己动手，丰衣足食。

——毛泽东〔中国〕

随着孩子年龄的增长，他们的自主意识越来越强，鼓励孩子自主进食，尊重孩子的选择，对于孩子养成良好的饮食习惯是十分重要的。倘若父母为孩子做得太多或者限制孩子太多，孩子就无法知道自己的能力，也不利于孩子今后的能力发展。因此，父母要在孩子的成长过程中起到协助的作用，帮助孩子养成良好的习惯，培养孩子的能力。

一般孩子在4~6个月时，妈妈就可以考虑为孩子添加辅食。但是由于方法不当，导致很多孩子都抵触吃饭，并因此出现了挑食行为。有些妈妈为了让孩子吃辅食，甚至采取哄骗、强喂等方式，更是让孩子对吃饭产生了厌烦感。虽然有些妈妈也曾经让孩子尝试自主进食，但是孩子自己吃饭会把食物洒得到处都是，又脏又乱，致使他们半途而废。

让孩子自己进食有助于他们享受吃饭的乐趣。孩子在最初尝试自主进食的过程中，主要是用手往嘴里送食物，通过手与嘴的感受，他们可以更好地判断哪些食物需要咀嚼到哪种程度，从而可以降低被呛的风险。而且，在他们成功地将食物送到嘴里后，孩子的心中会产生一种成就感，他们的自信心也会增强，并会更乐意尝试新的食物，从而可以减少孩子的挑食现象。

一例一析

让孩子自己吃

思思在5个月大时，妈妈开始给她添加辅食，当时思思还无法好好地坐着，妈妈就把她放在躺椅上，结果喂进去的辅食泥大部分都流了出来，还有一些被思思吐了出来。后来，每次喂思思吃这些辅食，思思都很不配合，妈妈也很发愁。现在6岁的思思依然很挑食。

于是，在第二个孩子威威出生的时候，妈妈没有急于给他添加辅食。等到威威6个月大的时候，看到姐姐思思手里的无水蛋糕，他一把抓过来吃了一口，然后又吃了一口。看到威威的这种行为，妈妈惊呆了，跟婴幼儿专家聊过后，妈妈决定直接让孩子自己尝试吃块状食物，于是威威就开始吃煮熟的西兰花、胡萝卜等，并逐渐开始尝试肉类。在威威成长的各个阶段，他的营养摄入都十分均衡，也很少有挑食的情况。

案例中的妈妈强迫思思吃辅食，过度地管教孩子，这给思思带来了心理压力，使得她对吃饭产生了恐惧；而在养育威威时，妈妈的“疏于管教”却恰恰让孩子感受到了自由，让孩子体会到了吃饭的乐趣，于是威威自然而然地就建立了对食物的积极态度。两种不同的添加辅食的方式导致了孩子两种不同的饮食习惯，虽然案例中发生的事情不是绝对的，但不可否认的是，让孩子自主进食确实比强制喂食更有助于他们对吃饭保持愉悦的心情，有助于孩子形成健康的饮食习惯。

在孩子的成长进程中，他们是需要通过不断的学习与练习来发展各种技能的。如学习翻身、爬、站、走路等，同样，吃饭也是需要孩子在不断的学习与练习中掌握的。让孩子自主进食，可以培养孩子手、眼、嘴的协调能力，也可以让孩子更好地了解所吃的食物，并勇于尝试新食物。因此，父母要给予孩子足够的信任与支持，鼓励孩子自主进食，帮助孩子从小养成良好的饮食习惯。

手指好痛

在田田6个月大的时候，妈妈开始给田田添加辅食。刚开始的时候妈妈用勺子喂田田吃饭，可是每次吃饭田田都会哭闹，喂进去的食物也会吐出来，怎么哄都没用。于是妈妈咨询了儿科医生，医生提出了让田田自己吃饭的建议，并强调父母不要强制性地喂饭。之后田田自己吃饭时会玩食物，也会把屋子弄得很乱，但是每次田田都能吃上一些。有时田田会把手指随着食物一起送到嘴里，然后不小心咬到手指，大哭起来，这时妈妈都会轻轻地拍一拍田田的后背，并给她吹一吹手指，很快田田就不哭了，甚至在下次出现这种情况时，她也会自己吹一吹手指。田田10个月大的时候，已经可以自己拿食物送到嘴里了，而且会仔细地品尝。现在5岁的田田仍然对吃饭充满了期待。

孩子在尝试自主进食的过程中难免会出现一些事故，如无法抓住食物、咬到手指、食物掉到地上等，当出现这些情况时，父母要用行动给予孩子鼓励，而不能禁止孩子自主进食。一般来说，父母过度的关注会让孩子变得娇气，他们做什么事也更容易半途而废。因此，要想让孩子成功地自主进食，父母也要有一个正确的心态与观念。

当然，为了避免孩子在自主进食的过程中受到伤害，父母可以在食材的提供与选择上做一些改善。比如6个月大的孩子主要是用整个手掌来抓取食物的，父母在切食物时要注意，既不能切得太厚，也不能太宽，还要有一定的长度，既要保证孩子可以抓起食物，又要有一部分的食物露出手掌便于孩子吃到。而且，在提供给孩子蔬菜时，要保证蔬菜的软硬适度，以免太软会被孩子捏碎，太硬不利于孩子咀嚼。

孩子在最初尝试自主进食时，会把吃饭的区域弄乱弄脏，妈妈对此要有一定的心理准备，不能生气，责怪孩子。在添加辅食阶段，为了保证孩子的营养均衡，妈妈要提供给孩子多种多样的食物，但还需

注意以下几点：

1. 了解孩子的身体

在提供给孩子固体食物之前，妈妈要了解家庭里是否有对某些食物过敏、消化系统疾病等家族史，还要与孩子的医生沟通一些注意事项，以免因为家长的疏忽给孩子带来伤害。在确认了孩子的身体健康状况后，妈妈就可以放心地让孩子食用某些食材了。

2. 提供条状的食物

孩子的自主进食能力是需要不断地练习的，妈妈要为孩子提供条状的食物，以方便孩子拿起。而且，由于六七个月的孩子还无法主动张开手掌，他们在吃饭时就无法将手掌里的食物都吃掉，因此，当孩子吃了手中的一部分食物后，妈妈还要继续提供给孩子新的可以抓住的食物，为孩子的自主进食提供便利，而不是强迫孩子先将手里的食物吃掉。

3. 与孩子一起进餐

父母与孩子一起进餐，会让孩子感到心情愉悦。一方面，孩子有机会模仿父母吃饭的动作，学习如何处理掉在餐桌上的食物、如何分享食物等，有助于他们形成良好的饮食行为；另一方面，良好的家庭氛围也会对孩子的社交技能与语言技能的培养产生积极的影响，让孩子享受吃饭的过程，并对吃饭充满期待。

给孩子准备专用座椅与专用餐具

名言点灯

家庭关系紧张，父母专制，不尊重孩子的人格，不讲民主等因素直接影响孩子的学习与人生。

爱德华〔美国〕

给汽车安装儿童安全座椅可以保障孩子的安全；餐厅提供儿童座椅，能让家长安心地用餐。那么，在家中用餐时有必要给孩子准备专用儿童座椅吗？儿童座椅对孩子到底有什么好处呢？另外，是否有必要为孩子准备专用餐具呢？下面就来讲讲具体内容。

给孩子准备专用座椅可以让孩子好好吃饭。一方面，由于孩子的身体小，他们在与家长一同用餐时，座椅的高度决定了他们的舒适度，成人座椅使得孩子无法顺利地拿取盘中的食物，给孩子的吃饭带来不便。而且，孩子还有可能因为乱动而摔倒在地。而儿童专用座椅则可以利用安全带将孩子固定在座位上，避免发生危险。另一方面，边跑边吃是大多数孩子用餐时的共同特点，家长追着喂也是大多数家庭的常见现象。给孩子准备专用座椅，可以避免孩子边跑边吃、边玩边吃，既避免了消化不良，又可以缩小脏乱的范围，有助于孩子养成良好的饮食习惯。

有些父母觉得没有必要给孩子准备专用餐具，认为一家人没有必要分得那么清楚。其实这种想法是不妥当的。给孩子准备专用的餐具，首先可以避免细菌感染，保证饮食安全卫生；其次，专用餐具充分考虑了孩子的生理特点，大小的设计更有利于孩子进餐；再次，图案新颖的餐具也更容易引起孩子的兴趣，增进孩子的食欲。还有一些餐具具有特殊的设计，如底部带有吸盘等，从而可以避免孩子打翻餐具。因此，给孩子准备一套合适的专用餐具是十分有必要的。

一例一析

安全舒适的专用座椅

杰杰1岁的时候学会了走路，1岁半时学会了跑。刚开始妈妈很高兴看到了杰杰的成长，但是自从杰杰会跑后，醒着的时间几乎每隔几分钟就要跑一跑，饭也不好好吃了，只有停下来的时候才能吃几口饭。慢慢地，杰杰消化不好，吃完饭后感到难受，便越来越不爱吃饭了。后来，妈妈为了让杰杰好好地坐在餐桌旁吃饭，就给杰杰买了一个专用的儿童座椅，并与杰杰约定如果他乖乖吃饭，那么这个座椅就是专属于杰杰自己的，别人都不能坐。每次开饭前，妈妈都会提前通知杰杰，并在杰杰坐上座椅后将安全带系上。而且，这个座椅的高度恰好可以让杰杰够到餐桌上的食物，坐在上面既安全又舒适。这下杰杰再也不跑了，每顿饭都能好好地进食。

刚学会走与跑的孩子会异常活泼，如果家长强制性地要求孩子好好坐着吃饭，会让孩子对吃饭产生反感。而案例中的妈妈通过与杰杰约定的方式为其准备专用座椅，既顾全了孩子的主观感受，又在客观条件下避免了孩子出现违反约定行为的可能。

儿童座椅的安全度与舒适度对于孩子来说都是十分合适的，但家长也不一定非要给孩子买儿童座椅。在使用成人座椅时，家长可以通过适当的改造来满足孩子的需求，如在椅背处放一个毯子、在椅子上放上一个坐垫以及利用床单自制一个安全带等，只要能够保障孩子的安全与舒适，成人座椅同样也可以达到让孩子好好吃饭的目的。

“美羊羊”餐具

甜甜从6个月大开始添加辅食之后就一直自己吃饭，虽然她经常会把自己和餐桌都弄得一团乱，但是妈妈一直都在鼓励她。到甜甜2岁的时候，妈妈开始给她盛更多的食物，每次吃饭，甜甜的面前都会放着满满一碗的食物，起初甜甜还能高兴地吃饭，但是时间一长，甜甜吃的食物越来越少，对吃饭的兴趣也降低了。妈妈在与邻居的闲谈中知道了儿童餐具更卫生，而且可以让孩子对吃饭产生兴趣。于是，妈妈带着甜甜去挑选儿童餐具，甜甜从中选择了一套“美羊羊”餐具。之后每次吃饭时，妈妈都会用甜甜的“美羊羊”儿童餐具给她盛饭盛菜，甜甜吃饭时看到自己喜欢的图案，看到适量的食物，又有了食欲。

鲜艳的色彩与精致的造型都会刺激孩子的视觉器官，使其对这些东西更加关注。为孩子准备精致的儿童餐具，他们就会因为好奇与喜爱而主动要求吃饭。案例中的妈妈让孩子自己挑选喜欢的儿童餐具，既迎合了孩子的个人偏好，又能保证孩子的饮食卫生。

大人使用的碗筷、叉子、勺子等都不适合孩子使用。满满的一大碗食物会让孩子产生压迫感，从而降低食欲；筷子、叉子等很容易扎到孩子，发生意外；勺子太大则无法让孩子将食物顺利地送到嘴里。因此，给孩子准备适合他们的儿童餐具可以让孩子好好吃饭，使其养成良好的饮食习惯。

给妈妈的话

给孩子准备专用座椅与专用餐具都可以促使孩子好好吃饭，但是孩子好好吃饭并不代表妈妈就可以省心省力了。孩子的年龄小，他们在吃饭时总是会把食物弄得到处都是，孩子的衣服、餐桌、地板无一幸免。为了减少餐后的工作量，妈妈可以采用以下措施来预防：

1. 选用合适的围嘴

孩子在吃饭时经常会掉落食物，而围嘴可以将掉落的饭菜收容到一个口袋中，不会弄得到处都是，因此，给孩子选用合适的围嘴是十分重要的。在选用围嘴时，妈妈可以选择吸水性强的棉布或者毛巾布围嘴，但不能选用塑料以及橡胶制成的围嘴，以免对孩子的下巴和手产生不良的影响。在清洗围嘴时最好用开水烫一烫，然后在太阳下晒干，以达到消毒杀菌的目的。

2. 备好毛巾

孩子在自己吃饭时经常会弄得满脸都是，这时一个擦脸的毛巾是必不可少的。妈妈可以适时地给孩子擦一下脸，也可以让孩子自己用毛巾擦脸。6个月左右的孩子吞咽动作还不协调，无法把分泌的唾液及时咽下，经常会流口水，因此，在吃饭时准备一条毛巾也可以及时地给孩子擦口水。在吃完饭后，毛巾也要及时清洗。

3. 使用油桌布、防水垫

孩子会把餐桌的周围都变成战场，做好充分的准备工作是十分必要的。妈妈可以在餐桌上使用油桌布，这样孩子掉落的食物残渣就很容易收拾，桌子也很容易清理；也可以在地板上铺上野餐垫、防水垫等，在吃饭过后拿到水池里抖一下，避免地板上到处都是散落的食物残渣，不好清理。

是否吃、吃多少交由孩子自己决定

名言点灯

尊重孩子的人格，孩子便学会尊重人。在家里，要从小就把孩子当作独立的社会人来养育。这样培育出来的孩子，走上社会便能够成为独立的社会人，并具有“后生可畏”的劲头。

——池田大作〔日本〕

父母包办孩子的饮食是很多家庭中的常见现象，很多父母都觉得孩子太小，如果让孩子自己决定什么时候吃饭，每顿饭应该吃多少，孩子就可能会挨饿。但是其实对于孩子来说，他们会根据身体的本能反应来自然地决定自己是不是要吃饭，每顿应该吃多少。成人在挑选食物时会受到口味、习惯、审美、预算、健康等各种因素的影响，而不仅仅由人身体的内在需求决定的；孩子在选择食物时则很少受到这些外界因素的影响，他们的食量主要是由饥饿与饱足感来调节的。

让孩子自己决定是否吃、吃多少食物，会让他们根据自己身体的实际需求做出最真实有效的反应。当然，由于孩子的年龄小，他们并不知道哪些食物是健康的，哪些食物是不健康的，因此，父母要决定供应给孩子什么食物，并决定什么时间供应，让孩子在父母供应的丰富多样的健康食物中进行自主的选择。

在孩子进食的过程中，父母要给予孩子足够的空间与时间。有些父母会过度地关注孩子吃饭，目光时时刻刻都盯着孩子，这会让孩子产生压力，也会让他们觉得进食不愉悦；还有一些父母会一直催促着孩子吃饭，让他们无法按照自己的节奏安心地进食。其实，父母可以充分地信任孩子，让孩子自己掌控吃饭节奏，从而为其营造一个和谐愉快的进餐环境。

一例一析

不要盯着我

星星7个月大的时候就已经开始自己吃饭了，虽然每次吃饭都会把餐桌、地板弄得很脏，但是妈妈从来都没有责怪过星星。每次吃饭时，妈妈都把星星当成大人看待，让星星自己选择桌上的食物，自己动手吃饭，星星每次也都吃得很开心。在星星8个月大的时候，有一天妈妈的朋友来做客。吃晚餐时那位朋友总盯着星星，看着星星把盘子里的食物掉在餐桌上，再把掉落的食物送到嘴里，朋友很着急，星星也被盯得不舒服。以往星星都会花40分钟吃饭，但是这次星星刚吃了几口就不再吃了，还哭闹着要离开餐桌。而等朋友走后，星星自己朝着餐桌爬去，又开始了探索食物的历程。

案例中的星星因为其他人盯着自己吃饭而感到不舒服，因而放下了食物。这告诫我们在孩子吃饭时不能给予过多的关注，以免增加孩子的压力，引起孩子的反感。在孩子吃饭时，父母要给予默默的支持与适当的赞赏，让孩子自己决定是否吃、要吃多少，从而增强孩子对吃饭的信心与兴趣。吃饭应该是一个愉快的日常活动，父母要让孩子爱上吃饭，而不是给孩子施加压力。

在孩子不吃饭、吃得少的情况下，父母也要尊重孩子的选择，而不能逼迫孩子多吃。对于八九个月大的孩子来说，母乳可以保证孩子的营养，父母不用担心孩子因为吃得少而出现营养不良的情况。因此，父母要尊重并支持孩子的选择，减少孩子的紧张感与焦虑情绪。

给予孩子足够的时间吃饭

阳阳8个月大的时候就会自己吃饭了，每次吃饭时他都会很开心地自己喂自己。虽然每次将食物送到嘴里都要花费很多工夫，但阳阳依然乐此不疲。阳阳吃饭的过程也不总是一帆风顺的，有时阳阳会用手把玩食物，好像想要知道这个食物里面还有什么东西似的；有时阳阳会把手里的食物扔到一边，转头去找别的食物，过了一会儿，又将之前的食物拿起来吃掉……阳阳在餐桌上的这些行为都被父母看在眼里，但是他们并没有呵斥、制止阳阳，而是让阳阳按照自己的方式来吃饭，虽然阳阳每次吃饭都会花很多时间，但父母从来没有批评过阳阳。到阳阳1岁时，他已经完全可以自己吃饭了，而且也很少将饭菜掉落在餐桌上，父母都为阳阳感到骄傲。

案例中的父母没有过多地干涉孩子的吃饭行为，反而给予了孩子充分的时间按照自己的节奏吃饭，这是对孩子的尊重与信任，也有助于孩子对食物产生探索研究的兴趣。完全让孩子按照自己的方式进食，不仅对孩子来说是一个挑战，对父母来说也是一个挑战。只有父母充分地信任孩子，给予孩子足够的时间去探索、研究食物，才更有助于孩子自主进食。

让孩子自主进食并不是一个全新的理念，很多家长一直都在这样做，但是由于担心受到各方面的质疑而没有专门提出来。让七八个月大的孩子自主进食，这听起来确实有些不可思议。很多人会质疑："孩子还无法很好地抓住食物，他们怎么能好好地吃饭呢？"其实，孩子自主进食的过程也是一个不断学习的过程，他们用手抓住食物的过程可以锻炼手的灵活性，也可以通过眼睛的视觉与手的触感来了解食物，从而不断地获取更多的信息，对食物产生更多的兴趣。

自主进食是增进孩子食欲的有效手段。家长过多地干涉与逼迫都会降低孩子的饮食欲望，因此，妈妈要给予孩子足够的信任，让孩子可以享受自主进食的过程，体会自主吃饭的乐趣。具体可以从以下三个方面来做：

1. 保持中立态度

家长的过度关注会让孩子对吃饭产生异样的心理，要保证孩子正常吃饭，妈妈要注意保持中立的态度。既不因为孩子好好吃饭而表现得很高兴，也不因为孩子不吃饭或吃得少而呵斥、哄骗孩子。让孩子自己决定吃多少更有助于他们养成健康、良好的饮食习惯，可以有效地避免暴饮暴食。

2. 允许孩子自由处理食物

孩子在吃饭时经常会捏一捏、玩一玩手中的食物，面对这种情况，家长要给予孩子足够的理解，允许孩子自由地处理盘中的食物，这有助于他们更快速地掌握吃饭的技能。有些妈妈看到孩子把手中的食物扔到一边就会迅速地捡起来，自己吃掉或者喂孩子吃掉，其实这是没有必要的。大多数的孩子在玩过之后都会把扔掉的食物再捡回来吃掉，所以妈妈不必急于清理食物。

3. 和孩子一起愉快进餐

家人与孩子一起吃饭会让孩子的心里产生愉悦感，也有助于孩子学习父母的吃饭方式。在与孩子一同进餐时，妈妈要尽可能地与孩子吃同样的食物，并在孩子探索食物时给予帮助，告诉孩子他正在研究的食物是什么，这样更会提高孩子对食物的兴趣，使得整个用餐过程充满乐趣。

避免餐桌教育，让孩子保持好心情

名言点灯

要教育好孩子，就要不断提高教育技巧。要提高教育技巧，那么就需要家长付出个人的努力，不断进修自己。

苏霍姆林斯基〔苏联〕

餐桌教育主要指的是家长在吃饭的餐桌上对子女进行各方面的教育。英国式的餐桌教育主要是对孩子进行进餐礼仪、进餐习惯与环保意识的教育；美国式的餐桌教育致力于培养孩子的独立思维能力，尊重孩子的选择；而中国式的餐桌教育则往往成了父母与孩子的战场，父母在餐桌上询问孩子的成绩、功课，批评、斥责孩子的行为，使得进餐的气氛十分紧张。

3~6岁是孩子语言能力形成的关键时期，家长在就餐时与孩子交流，可以发展孩子的语言能力，确实是一个良好的教育机会。但是很多父母由于平时工作忙，很少与孩子沟通，他们往往会将餐桌当成课桌，询问孩子的学习成绩，批评孩子的错误，这使得孩子的精神变得紧张，食欲也明显下降。久而久之，孩子会将“吃饭”与“被批评”画上等号，从而在心理上对吃饭产生反感，并逐渐产生厌食行为。

因此，家长要避免对孩子进行餐桌教育，让孩子在吃饭时保持好心情，从而增进食欲。

一例一析

我忘记了

一家人在餐桌吃晚饭。

妈妈：“今天在幼儿园都学了些什么知识？”

孩子：“学了汉字，还有数字。”

妈妈：“是吗？都学了什么汉字啊？说来听听。”

孩子：“不记得了。”

妈妈：“怎么会不记得了呢？好好想想。”

孩子：“就是忘记了。”

妈妈：“今天学的东西就忘记了？我看你就是不用心学，今天你们老师还给我打电话说你不好好上课，给老师捣乱。你说是不是？”

孩子：“没有，我好好学了。”

妈妈：“好好学了怎么会不记得？不要撒谎，是不是上课的时候净想着下课要玩什么了？”

孩子：“没有。”

妈妈："我看你就是不想学，这么小就不学好，还跟我撒谎，我这么辛辛苦苦地供你上学，你一点都不知道珍惜。真是苦了我了。"

……

一顿晚餐最后不欢而散。

家长关心孩子的成绩本来无可厚非，但案例中的家长对孩子的要求过于严厉，对孩子大吼大叫，表达自己的不满，这会让孩子产生心理压力，不仅会觉得饭菜难以下咽，甚至在课堂上学习时也会觉得局促不安。面对妈妈的指责与批评，孩子的心情会变得焦虑、紧张，甚至会产生自卑、愧疚的心理，最后往往是不欢而散。

对孩子来说，吃饭本来应该是一件值得高兴的事情，但是父母在餐桌上教育孩子，甚至喋喋不休地批评孩子，这会让孩子产生心理阴影，使其在吃饭时提心吊胆，食之无味，这样很可能导致孩子消化不良，并逐渐出现厌食症。

你真棒

一家人在餐桌吃晚饭。

妈妈："今天幼儿园里有什么好玩的事情发生吗？"

孩子："今天我们做了贴纸，我和童童一起做了一个圣诞老人。"

妈妈："是吗，你真棒！"

孩子："在活动课上我们还玩了钻山洞的游戏，老师跟我们一起玩的，可好玩了。"

妈妈：“看来你今天过得很充实呢，真不错！”

孩子：“嗯。”

妈妈：“今天中午在幼儿园吃了什么饭？”

孩子：“吃了西红柿炒鸡蛋，没有妈妈做得好吃，但是老师说西红柿可以让我们长得更高，我就都吃光了。”

妈妈：“真乖！”

一家人在欢声笑语中结束了晚餐。

案例中的妈妈没有刻意地去关注孩子在幼儿园的学习成绩，而是从一些轻松好玩的话题入手，并适时地夸赞、表扬孩子，这也使得孩子的心情变得十分愉悦，更乐于与父母分享自己在幼儿园的生活，从而使晚餐时光变得温馨又有趣。

同样的一顿饭，不同的谈话内容会影响孩子的食欲，也会影响家长的心情。在餐桌上，家长要营造出一个轻松愉悦的氛围，让孩子可以真正地享受吃饭的乐趣，而不是给孩子施加压力，使其如坐针毡。家长在教育孩子时要注意场合，选择恰当的时机，而不能将餐桌当成说教的地方，不能把晚餐时间当成检查功课的时间。

给妈妈的话

在餐桌上谈论一些轻松的话题会增进亲子关系，谈论压抑的话题会让亲子关系出现隔阂。而且，让孩子感到不舒服的话题还会影响他们的胃口，造成食欲不振、厌食等情况。因此，妈妈一定要注意避免餐桌教育，将孩子的学习成绩与吃饭隔离开来，为孩子营造一个良好的用餐氛围。在教育孩子时妈妈要做到“一多二少”，具体内容如下：

1. 多表扬

每个孩子都期待得到父母的肯定与表扬，因此，家长一定不要吝惜自己的表扬，对孩子表现好的地方要给予肯定，让孩子受到积极的鼓舞。良好的用餐氛围会让孩子更乐于与父母分享自己的成长故事，父母的肯定与表扬也会激励孩子朝着更好的方向努力，更有助于孩子的健康成长，使其形成阳光、积极的心态。

2. 少批评

一味地表扬会让孩子骄傲自满，一味地批评会让孩子自卑失落，因此，妈妈在教育孩子时也要遵循“少批评”的原则，而且在批评孩子时要注意实事求是，就事论事。很多妈妈在批评孩子时总是会言过其实，比如孩子有几次起床晚迟到了，妈妈在生气时说“每天上学都迟到，难怪学习成绩不好”之类的话，这会给孩子的心理造成伤害。

3. 少唠叨

爱唠叨几乎是妈妈们的共同特点，这也是让很多孩子十分头疼的问题。过多的唠叨话语会让孩子“左耳进，右耳出”，既不利于亲子关系的改善，也无法达到教育孩子的目的。因此，妈妈在教育孩子时要言简意赅，不要说一时的气话和让孩子反感的话，以免引起孩子的逆反心理。

排骨蔬菜大米丸

排骨蔬菜大米丸融合了排骨的鲜香、蔬菜的清香与大米的醇香，既可以提供足够的能量，又可以补充蛋白质，让宝宝营养均衡。还在等什么？赶快操练起来吧！（注：适合1岁以上的宝宝。）

食材

西兰花5朵，排骨2块，大米、盐各适量。

做法

1．将大米蒸熟、排骨炖熟，备用。

2．将排骨剔骨，肉切成碎末；西兰花煮软切碎末。

3．将排骨肉末、西兰花末与米饭混合拌匀，可根据口味加入少许盐。

4．揉成丸子摆盘。

香喷喷的排骨蔬菜大米丸就大功告成啦！

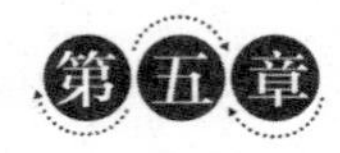

多元搭配食物，保证孩子营养均衡

木桶定律告诉我们：一只水桶能装多少水取决于它最短的那块木板。将其类比应用到饮食中，我们可以说一个人的身体健康状况取决于他缺少的那部分营养。因此，多元搭配食物，保证孩子的营养均衡是十分重要的。本章主要从多样烹调食物、设计新颖菜式、合理规划饮食结构等方面进行了介绍，以期可以保证孩子的营养均衡，塑造孩子健康的身体。

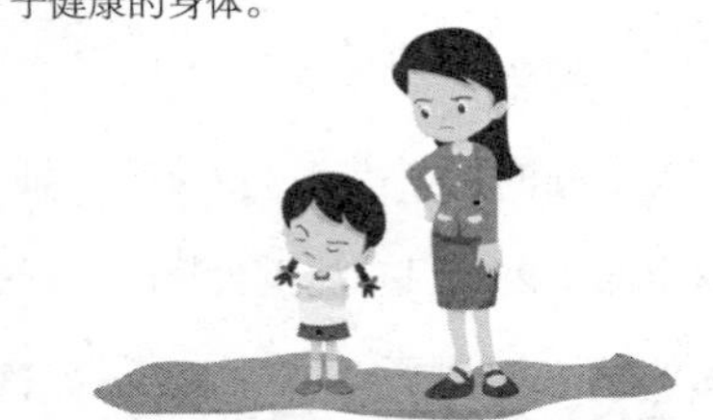

注重食物多样性，确保营养均衡

名言点灯

如果需要改变一种饮食习惯，那么最好对饮食全面重新调整一下。

培根〔英国〕

每一种食物都有不同的营养特点，没有哪一种天然的食物可以保质保量地供给人体全部所需，只有注重食物的多样性，才能满足平衡膳食模式的营养需求。长期吃同一种食物，不仅会缺乏营养，让人产生一种腻了的感觉，也会带来相对集中的毒素与污染物。而饮食的种类越多，某种食物中不利于健康的成分就越有可能会被同时摄入的其他食物稀释、分解，既保证了人体营养的均衡，又在一定程度上保障了吃得安全。当然，某些相克的食物是无法同时进食的，家长在制定食谱时一定要注意。

多样化的饮食还可以帮助人们预防疾病，如卷心菜、西兰花、抱子甘蓝等十字花科蔬菜中含有的异硫氰酸盐具有一定的抗癌特性，菠菜、芦笋、红苋菜等蔬菜中含有的叶酸可以降低冠心病与中风发病率，鳝鱼、芝麻、山药、豆腐皮等食物中含有的精氨酸可以减少血管损伤等。因此，发挥各种食物的优势，引入多样化的食物补充人体所需的营养，是保障身体营养均衡的主要方式。

对于孩子来说，丰富多样的食物会让他们体验到不同的口味、气味，使得孩子每次吃饭就像是一次探险，充满了新奇与刺激。但有些孩子对不熟悉的食物会产生恐惧，不敢去尝试，这是正常的现象。父母对此不必过于焦虑，而可以给孩子一个缓冲期，比如将孩子熟悉的与不熟悉的食物分别盛到孩子餐盘的两边，次数多了，孩子自然也就会尝试新的食物。

一例一析

多吃蔬菜和水果

贝贝是家里的独生女，也是爸爸妈妈的“小公主”。贝贝爱吃甜食、油炸食品，虽然爸爸妈妈知道这些是不利于身体健康的，但是一拿走这些食物，贝贝就会大喊大叫，冲着爸爸妈妈哭闹，结果每一次都以贝贝的胜利告终。这样不良的饮食习惯持续了半年，爸爸妈妈发现贝贝出现了便秘的症状，而且还口臭。去看过医生后，爸爸妈妈才认识到自己的失误，知道了贝贝是因为油炸食品吃得太多，又不爱吃蔬菜和水果，造成了纤维素的缺乏，因而出现了便秘、口臭等症状。

在医生的指导与建议下，贝贝的爸爸妈妈回到家后立刻将贝贝平时的零食收了起来，并结合一些健康饮食的资料制定了一周的食谱。虽然这次贝贝还是一如既往地抗争，但是爸爸妈妈对她晓之以理，动之以情，用平白的语言与通俗的比喻说了很多关于健康的知识和道理，4岁的贝贝似乎是明白了，也不再闹了。慢慢地，贝贝爱上了吃蔬菜和水果，身体也变得越来越健康。

孩子爱吃甜食，可以说是天性使然。但是孩子的年龄小，为了孩子身体健康父母不能任由孩子胡闹，而要适时地制止孩子的错误行为。案例中的爸爸妈妈因为过于溺爱贝贝导致她营养不均衡，身体提出了“抗议”。幸好情况还不是很严重，不然很有可能会影响贝贝今后的生长发育。孩子无小事，家长在养育孩子时既要考虑到孩子的心理成长，也要提供给孩子良好的日常饮食，塑造孩子健康的身体。“身体是革命的本钱”，没有了健康的身体，一切都无从谈起。因此，家长要时刻关注孩子的饮食，让孩子养成健康、合理的饮食习惯。

在孩子的饮食中引入多样化的食物，是保证孩子营养均衡的前提。“没有不好的食物，只有不好的搭配”，如果把吃食物比作弹钢琴，那么偏食、挑食就相当于在弹钢琴时只弹奏其中的一两个键，很难弹奏出优美的乐曲，而吃多样的食物就相当于将钢琴键组合在一起，这样才能演奏出动听的乐曲，才能提供给孩子丰富而均衡的营养，保证孩子健康的成长。

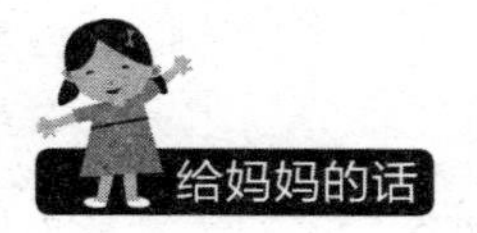

要保证孩子的营养均衡、饮食健康，妈妈更要养成良好的习惯。很多妈妈都习惯于采购自己熟悉的蔬菜瓜果，这也就导致了每天的早餐都是一样的，午餐和晚餐的差别也不大，甚至每周都是吃相同的几道菜。这样的饮食习惯虽然不能说不健康，但是无法为孩子提供多样的营养。因此，要促进孩子的健康茁壮成长，妈妈还要注意以下几点：

1. 有针对性地买菜

有些妈妈在买菜的时候很随意，通常是看到什么菜新鲜、顺眼，就买什么菜。选择新鲜的蔬菜自然是好的，但是长期这样无计划地买菜很容易造成孩子的营养不均衡，因此，在买菜之前定好菜谱是十分必要的。妈妈可以在周末将下一周的菜谱都制定出来，然后按照菜谱有针对性地去买菜，最好定期地买一些不经常吃的蔬菜，以保证科学合理地搭配营养。

2. 想想是否适合孩子

孩子能接受的饭菜的程度与父母是不一样的，因此，妈妈在做每道菜前，先要想想这道菜是否适合孩子，营养是否可以满足孩子的日常所需，卡路里是否高于孩子的能量消耗，这样的烹饪方式是否会对孩子的健康不利，等等。只有将这些因素都考虑进去，妈妈才能保证孩子的饮食是健康的。

3. 选择恰当的进食方式

孩子是可以控制自己的食量的，对于婴幼儿，妈妈可以让孩子自己用手抓食，让孩子自己决定要吃多少；而对于年龄较大的孩子，妈妈可以让他们将自己想吃的菜夹到碗里，从而让孩子清楚地知道自己吃了多少，使其更好地控制食量。每顿饭都保持合适的饭量，这对于孩子形成健康合理的饮食行为具有重要的意义。

学习营养知识，合理规划饮食结构

名言点灯

为了能够保持良好的健康，养料不仅分量要有节制，而且质料也要清淡。

夸美纽斯〔捷克〕

营养均衡的饮食是要建立在几大类食物合理搭配的前提下的。家庭饮食的主要成分包括水果、蔬菜、谷物、碳水化合物、蛋白质与高钙食物以及少量的脂肪与油脂等。只有合理地搭配这些食物，才能提供给人体所需要的所有营养元素。新鲜的食材搭配水果与蔬菜的多样化饮食，大多是可以满足人们的饮食营养需求的。但是一旦引入快餐、油炸食品等，身体的均衡营养就会被打破，长期不健康的饮食行为更会给身体带来不利的影响。

在制订饮食计划时，很多父母都会怀疑这样的食谱是否已经涵盖了多样的营养，比如孩子没有吃钙片补钙，会不会因此缺钙？其实很多奶制品、面包与沙丁鱼中都富含钙元素，只要适当地让孩子吃这些食物，一般来说孩子是不会缺钙的。因此，家长不必过于担心孩子会营养不足，只要提供了多样的食材并进行合理的搭配，就可以保障孩子的营养均衡。

很多营养物质都是存在于多种食物中的，如果孩子排斥其中的一种食物，妈妈也可以用其他的食物来代替。比如：土豆中富含碳水化合物，但是孩子长期吃土豆会感到腻，那么妈妈就可以用红薯、甘蓝等来代替土豆给孩子所需的碳水化合物；肉类中含有丰富的蛋白质，对于不喜欢吃肉的孩子，妈妈可以用豆类来代替肉食提供给孩子所需的蛋白质。经常变换食材会给孩子提供更多的营养，也有助于解决孩子偏食、挑食等不良的饮食问题。

一例一析

食物是可供选择的

皮皮的父母都是素食主义者，为了让一家人更好地一起用餐，皮皮的爸爸妈妈也只让皮皮吃素食。为了避免皮皮出现营养不良的健康问题，爸爸妈妈在制作菜谱时都十分用心，基本上每种水果含有哪些营养元素，哪些蔬菜含有的维生素与矿物质较多，爸爸妈妈都十分了解。为了补充皮皮不吃动物肝脏而缺少的蛋白质，妈妈经常会在餐桌上提供一些豆类食物，如青豆、豌豆、黄豆等，在平时的炖菜中也经常加入豆制品。这样的饮食方式不仅没有让皮皮营养不良，反而因为一直保持着健康的饮食习惯，不吃外面油炸的食品，不吃脂肪含量高的食物等，皮皮的身体状况一直都很好。

如果完全不吃某种食物，会导致一些营养元素缺失，这是必然的。因此，素食主义者更要注意对所缺失的营养元素的补充，尽量找其他的替代食物来满足身体所需。案例中皮皮的父母一直注重皮皮的营养均衡，也采用了恰当的手段来补足皮皮所缺的蛋白质等营养，让皮皮养成了健康的饮食习惯，使皮皮得以健康地成长。

均衡的营养与合理的饮食结构对孩子的健康成长缺一不可。大部分父母在饮食方面都过于关注孩子是否出现了营养不良的情况，而很少帮助孩子建立合理的饮食结构。更有一些父母为了弥补平时对孩子的疏忽，往往会在周末带孩子去吃快餐，不健康的食物加上不合理的饮食方式，对孩子身体的影响不可小觑。

采用合理的烹饪方式

圆圆不爱吃妈妈炒的菜，觉得有些油腻，即使是一盘简单的炒油菜，圆圆也是一口都吃不下去。由于长期不吃蔬菜，圆圆的精神越来越差，每次吃的饭也越来越少，妈妈怀疑圆圆患上了厌食症，于是带着圆圆去看医生。医生对圆圆妈妈说："孩子不喜欢吃炒菜，可以换一种烹饪方式，像蒸、煮等，蒸蔬菜可以最大限度地保持食物的营养，是做蔬菜的最好的烹饪方式。有些孩子不喜欢吃炒菜，这并不一定就是厌食症，可能就是炒出来的味道孩子不喜欢。"听了医生的话，圆圆妈妈就改变了以往的烹饪方式，查找蒸蔬菜的做法。果然，清爽可口的蔬菜激发了圆圆的食欲，她再也不排斥吃蔬菜了，而且由于蒸蔬菜的营养物质流失很少，圆圆的身体很快就恢复正常了。

油炸煎炒等烹饪方式制作出来的菜的确有滋有味，但是在制作的过程中食物的营养物质流失也很多。因此，选择合理的烹饪方式，可以有效地减少营养物质的流失，让人们可以吸收更多的营养。而且，采用蒸、煮等方式处理蔬菜，可以避免油腻感，既不会产生高热量，又可以增进孩子的食欲。

美国农业部在1992年发布了《食物金字塔指南》，哈佛大学医学院的教授Walter C. Willett在《吃，喝，健康》一书中提出了他所构筑的一个划分更详细、更科学的饮食结构金字塔。这两种食物金字塔都提倡人们多吃蔬菜、水果与全麦食品，而要减少黄油与甜品的摄入，鱼类与肉类需要适当食用。因此，合理地规划饮食结构需要引起人们的重视。

给妈妈的话

为了延长食材的保质时间，很多食材中都加入了化学物质，如防腐剂等，这些化学物质对人体都会产生一定的影响。因此，为了让孩子吃到营养又健康的食物，妈妈既要保证选购的食材安全卫生，又要尽可能地减少食材的营养流失，以便让孩子可以从食物中尽可能多地获得有益营养。妈妈可以从以下三个方面来考虑：

1. 尽量购买当季蔬果

当季的蔬菜、水果更新鲜，而且营养物质的保留也更全面。有些妈妈习惯于在网上买水果、蔬菜，考虑到蔬果的运输时间，往往在蔬果还没成熟的时候就开始采摘，使得蔬果中的维生素含量不高。因此，建议妈妈尽量购买当季、当地的蔬菜、水果。

2. 尽量购买有机食材

非有机食材中的肉类、蛋类、蔬果、谷物等比有机食材中含有更多的化学物质，尤其是蔬菜和水果。由于蔬果的皮中也含有很多的营养物质，购买有机的蔬菜和水果就可以带皮一起吃；而如果购买的是非有机的蔬菜和水果，在使用前一定要彻底清洗，或者削皮后再吃，以保证饮食的安全。

3. 尽快食用烹饪好的食物

很多食物的维生素C会从切面流失，因此，切开的蔬菜和水果要尽快食用，或用保鲜膜包好放进冰箱。烹饪过的食物也要尽快食用，有些青菜如白菜在烹饪后放置一段时间再加热会产生更多的亚硝酸盐，对人体有害。因此，妈妈要注意不能因为怕浪费就反复地吃剩饭剩菜，这样的饭菜既没有营养，还会产生对人体有害的毒素。

食物烹调方式多样，避免孩子偏食

名言点灯

人的饮食要从五谷杂粮中吸收多方面的营养，也要从多种蔬菜中吸收营养，不能偏食。

——徐特立〔中国〕

孩子身体的营养就像一块跷跷板，只有多样化的食物平衡，才能让营养跷跷板保持平衡，确保孩子健康成长。如果缺少了其中的几种营养，就很容易造成营养失衡，对孩子的身体也会产生不利的影响。

偏食主要是指孩子只吃自己喜欢的几种食物，对于不喜欢或者不习惯的食物则一口都不吃，这是一种不好的饮食习惯，既不利于孩子对营养的全面吸收，也不利于孩子的健康发育。如果家长任由孩子只吃自己喜欢的食物，孩子的体质就会下降，甚至容易出现营养不良、贫血等不良状况。引起孩子偏食的原因多种多样，比如：家长对孩子有求必应，给孩子买太多的零食；父母本身偏食，为孩子树立了不好的榜样；孩子爱吃什么就总做什么，时间一长孩子自然就吃腻了，也就形成了偏食；食物烹调不可口，孩子不爱吃，进而形成偏食等。

要让孩子健康成长，家长就要改善孩子偏食的不良习惯。家长可以通过调整烹饪方法、让孩子使用可爱的餐具等方式来提高孩子的吃饭欲望。但父母要注意在一些特定的情况下，孩子会根据自己的身体选择所需要的食物，比如孩子处于快速生长期时会偏爱碳水化合物，生病过后会喜欢吃高蛋白食物等，对这些情况父母不必过于担心。

一例一析

这样做好吃

3岁的安安不爱吃蔬菜，每次炒菜她一口都不吃，这让她看上去比同龄人瘦弱很多。每次妈妈在做菜前都会跟安安商量，让安安尝试着吃些蔬菜，虽然安安当时答应了，但是到饭菜上桌时安安还是不吃蔬菜。为了改变安安偏食的坏毛病，妈妈咨询了一些儿科医生，也联系了一些安安幼儿园的其他家长。他们向安安妈妈推荐了许多关于蔬菜的烹调方法安安妈妈决定尝试一下。

这天，妈妈将安安不喜欢吃的圆白菜、西兰花、番茄与安安很喜欢吃的苹果、草莓等用酸奶拌在了一起，制作了一道“蔬菜水果沙拉”，缤纷多样的视觉感受让安安眼前一亮，她尝试着吃了一小块苹果，酸酸甜甜的，又吃了一小块番茄，好酸！接着安安自己主动地吃了其他的蔬菜，这也让妈妈十分诧异。原来安安并不是不喜欢吃蔬菜，只是不喜欢吃炒、煮的蔬菜，换一种做法，她就愿意吃蔬菜。自那以后，妈妈总会查找一些新的食谱，将一种蔬菜做出不同的花样，安安也慢慢地不再偏食了。

每个孩子都有自己的口味偏好，同样的一种食物，用不同的做法就可以出来不同的味道。案例中的妈妈用同样的食材换了一种烹饪方法，就巧妙地改善了安安偏食的坏习惯。虽然不能说这样的办法在其他孩子身上也一定可行，但这种思路是值得我们借鉴的。当然，如果孩子坚决不吃蔬菜，那妈妈也不能强迫孩子，而只能通过选择其他的水果或者食物来代替蔬菜，以保证孩子的营养均衡。有些孩子会因为对某些食物过敏，或者是吃了某些食物后身体会不舒服，所以本能地排斥这些食物，对于这种情况，妈妈自然也不能强迫孩子吃这些食物。

对待孩子偏食的问题，父母要加以重视，但不能过度地关注孩子，以免引起孩子的反感。有些父母担心孩子因为偏食会出现某些身体疾病，于是在没有顾虑到孩子的感受时就说了一堆大道理，甚至会拿邻居家的孩子做对比，比如“隔壁的小明每次都会吃很多菜”“你们班的齐齐从来不偏食”……这样做反而会使孩子的抵触情绪更加强烈。这样的做法既无法改善孩子偏食的现状，又会造成亲子关系的恶化。因此，父母要客观地对待孩子的偏食问题，采用和谐的手段来处理问题，使孩子得以吸收均衡的营养。

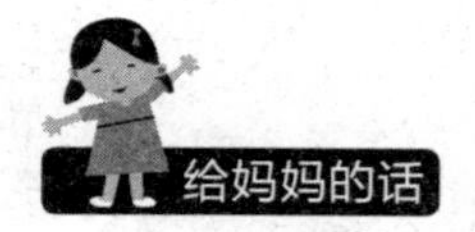

让孩子吸收全面均衡的营养是每个妈妈都十分关心的问题，但是孩子偏食的情况屡见不鲜。除了采用不同的烹饪方式，还有哪些方法可以有效地改善孩子的偏食情况呢？妈妈们可以实施以下三种策略：

1. 偏好引导法

每个孩子都有自己偏爱的食物，妈妈可以将孩子不喜欢的食物与他喜欢的食物放在一起烹饪，这样会降低孩子对这些食物的反感程度。有些孩子偏食是对食物的烹饪方式有自己的偏好，如不喜欢吃炒的菜，但是可以吃煮的菜，如果是这种情况，妈妈可以转换烹饪的方式，以孩子喜欢的方式来烹饪，从而有效地改善孩子的偏食情况。

2. 食物掺杂法

瞒着孩子，将他们不喜欢的食物掺杂在喜欢的食物中，会在不知不觉中改善孩子的偏食习惯。如有些孩子不喜欢吃虾，妈妈可以将少量的虾切碎混合在饺子馅中，等孩子接受了这种口味后，就可以逐渐地增加用量，从而让孩子不再排斥吃虾。但是妈妈在用这种方法时要确保孩子不会对不吃的食物过敏或者不舒服，不然很可能适得其反。

3. 餐具吸引法

利用可爱的餐具来吸引孩子的注意力，可以增进孩子的食欲。妈妈可以将孩子不喜欢吃的食物放置到他们喜欢的餐具中，从而逐渐地改善孩子对不喜欢的食物的态度，提高孩子吃的意愿。

设计新颖菜式，激发孩子的食欲

名言点灯

一个人不先感到饥渴，便享受不到饮食的乐趣。

奥古斯丁〔古罗马〕

我们感受世界、认识世界主要是通过嗅觉、触觉、听觉、味觉和视觉来实现的。在孩子出生前后，他们的五大感官也都逐渐形成，并帮助孩子更好地学习、适应生活。未出生的胎儿在3个月左右就已经具备了嗅觉，在8个月左右可以借助触觉来辨别熟悉的东西；在宝宝出生后的几个月，听觉、味觉与视觉也逐渐发展完备。由此可见，仅仅通过改善食物的做法与味道是很难让孩子真正爱上吃饭的。只有制作出色香味形俱全的食物，调动起孩子的多种感官，才能更好地激发出孩子的食欲，保证孩子的饮食营养均衡。

研究表明，食物的色、香、味、形对孩子的进食欲望会产生重要的影响。很多家长在制作食物时都会优先考虑到营养，而忽视了孩子对食物的视觉感受。更有些家长为了节省时间，往往会一天只做一次饭，做一次饭吃一天。每天都吃同一种食物，孩子很快就会觉得厌烦，从而出现偏食、厌食等情况。

要让孩子好好吃饭，享受到吃饭的乐趣，家长首先要转变自己的观念，不能将做饭当成负累，而要享受做饭的过程，为孩子做出精致又有营养的饭菜，这不仅可以激发孩子的食欲，而且可以满足孩子的心理发展需求，逐渐培养并发展孩子的审美能力。

一例一析

精心制作饭菜

跳跳是在6个月大的时候开始自己吃辅食的，直到今年5岁了，从来没有出现过偏食、挑食的情况。这要归功于跳跳妈妈对饭菜的精心准备。普通的食材经过跳跳妈妈的设计，就变成了一个个可爱的图案。在制作馒头时，妈妈会利用模具将馒头制作成各种不同的小动物的图案，如小兔子、小猫，并在馒头上用紫菜表示小动物的眼睛，用胡萝卜表示小动物的嘴等；在制作饭团时，妈妈会在饭团中加入丰富多样的食材，如火腿肠、黄瓜、虾仁、生菜等，使得饭团看起来就十分可口。多种多样的菜式与食材一直让跳跳充满兴趣，并十分期待着用餐。

孩子的心理是逐渐发展成熟的，妈妈根据孩子的成长特点投其所好地制作食物，会大大地提高孩子的饮食兴趣。案例中的跳跳妈妈精心地准备饭菜，既让跳跳养成了良好的饮食习惯，又使得家庭的用餐氛围和谐而愉快。

考虑到每个家庭的实际情况，妈妈很少有时间、有机会给孩子准备饭菜，更别说要准备一顿精致而丰富的营养餐了。妈妈最好至少每周引入一种新菜式，让孩子可以每周尝试一些新的口味与食物。在周末做饭时，妈妈也可以让孩子来帮忙，将做饭变成家庭活动的一部分，既增进了亲子间的交流，也让孩子对品尝新食物充满期待。

口味决定食量

薇薇4岁了，她一天的三顿饭都是妈妈按照营养食谱精心制作的，但是薇薇吃饭的积极性不高，经常会吃了一点就不想吃了。刚开始妈妈以为是天气热，薇薇没有胃口，可是这种情况持续了一周。这天妈妈就决定薇薇谈一谈。

妈妈："薇薇，最近几天是身体不舒服吗？"

薇薇："没有，妈妈。"

妈妈："那怎么每顿饭都吃那么少呢？妈妈每天都变换着花样做，该不会是吃腻了吧？"

薇薇："感觉什么饭菜都是一个味道，然后就吃不下了。"

妈妈："怎么会呢？味道怎么会一样呢？"

薇薇："都是咸咸的，吃完了之后嗓子也不太舒服。"

妈妈："那以后妈妈少放一点盐。你还有什么建议呢？"

薇薇："我看到丽丽的妈妈做的便当特别可爱，有两只小猪，妈妈，您会做吗？”

妈妈：“会啊，只要薇薇喜欢，妈妈做得肯定比丽丽妈妈做得更好。”

当天晚上，妈妈把营养晚餐做成了薇薇喜欢的美羊羊的样子，低盐、可爱的“美羊羊”让薇薇胃口大开，把盘子里的食物都吃光了。

孩子的味蕾在出生时就已经发育完全，过咸的食物不仅会让孩子觉得不好吃，还会增加他们肾脏的负担。案例中的薇薇因为食物咸而食量锐减，这是身体的本能反应。后来，妈妈做的食物口味适中、样式好看，让孩子的心里产生一种愉悦感与安全感，从而增加了食欲与食量。

妈妈在给孩子做饭菜时，不仅仅要考虑到营养的均衡，还要注重菜品的口味、色泽、样式等多个方面，从而吸引住孩子的目光，调动起孩子的多种感官。一碗普通的面条即使再好吃，孩子也不会多看一眼，而如果在面条上用番茄酱做出一个笑脸的图案，孩子的注意力就会被吸引过去。因此，妈妈可以根据孩子的喜好特点设计饭菜的样式，以增加孩子的食欲。

给妈妈的话

食欲是受神经系统支配的，空腹时，胃肠会通过收缩来刺激大脑的食欲中枢兴奋，让人们产生饮食欲望；相反，饱腹时，胃壁会刺激中枢抑制，使食欲消失。而且，人们的精神状况与心情也直接影响着食欲。因此，要激发孩子的食欲，妈妈还要做到以下几点：

1. 严格控制零食量

严格控制零食量，让孩子在餐前保持空腹，吃饭时他们就会得到身体与情绪上的满足，从而可以避免孩子偏食。如果不限制孩子吃零食，他们在吃饭时感觉不到饿，自然就没有了进食的欲望。正餐吃得少，零食吃得多，孩子会逐渐地形成这种恶性循环，并进一步导致营养吸收不全面，不利于孩子的身体健康。

2. 控制孩子的吃糖量

含糖量高的食物会让孩子产生饱腹感，尤其是在饭前一小时，家长更要控制孩子的糖类摄入量。如果孩子在正餐前很饿，妈妈可以让孩子吃一点水果，稍微缓解孩子的饥饿感，然后到吃饭时间，孩子就会饥不择食，不再偏食挑食，从而有助于孩子养成良好的饮食习惯。

3. 营造愉快的用餐环境

愉快的用餐环境会刺激孩子的消化液分泌，激发孩子的食欲。妈妈要为孩子提供一个良好的用餐环境，在进食过程中不谈论令孩子感到紧张的问题，也要避免苛责、训斥孩子，从而保证孩子在愉悦的心情下用餐。

均衡营养，增强孩子的免疫力

名言点灯

人之养老之道，虽有水陆百品珍锤，每食忌于杂，杂则五味相扰。

孙思邈〔中国〕

免疫力是人体自身的防御机制，也是衡量一个人身体健康指数的关键因素之一。免疫力降低很容易引起人体的各种疾病，不利于身体健康。其中饮食不均衡是造成免疫力低下的主要原因之一。偏食、挑食等行为会导致营养不良，而人体缺乏某些需要的营养元素就会生病，进而食欲不振，并会由此形成恶性循环。因此，保证均衡合理的饮食是十分重要的。

营养均衡与食材多样是合理饮食的两大要素，也是保障孩子身体健康的基本方式。不良的饮食行为会降低孩子身体的免疫力，增加孩子患病的概率。比如孩子不爱吃蔬菜与水果，可能会导致身体的维生素摄取不足，进而会影响孩子牙齿、牙龈的健康，以及出现身体感染等；喜欢高油、高糖食物的孩子容易出现肥胖、龋齿以及营养缺乏等症状，对孩子的成长会产生不良的影响。

孩子的年龄小，免疫力不强，因此，保证孩子的均衡饮食以提高免疫力是家长应当加以重视的。家长要为孩子提供多种多样的食物，尽量减少甜食、油炸、烧烤等食物。除了要保证孩子的饮食均衡，家长还要规范孩子的饮食行为方式，如让孩子少食多餐，每种食物都吃一点，避免暴饮暴食等。养成良好的用餐习惯才能帮助孩子更好地成长。

一例一析

挑食很难受

禾禾平时吃饭就很挑食，尤其不喜欢吃胡萝卜。长期的偏食使得禾禾的身体十分瘦弱，经常生病。有一次，禾禾生病一直咳嗽，嗓子也很不舒服，禾禾的爸爸妈妈一直以为是感冒引起的，但是医生检查后说是呼吸道感染，很可能是缺乏维生素A引起的。诊断过后，爸爸妈妈就按照医生的建议，在平时的饮食中多烹饪一些富含维生素A的食物，如胡萝卜、菠菜、豌豆苗等。为了让禾禾多吃一点胡萝卜，妈妈经常会将胡萝卜与排骨一起炖。经过一段时间的针对性治疗，禾禾的症状减轻了，他也认识到了均衡饮食的重要性。

维生素和矿物质是保证身体健康不可或缺的营养元素，有助于维持身体免疫系统的正常运行。孩子体内缺乏必要的营养元素，身体就会发出信号，家长在平时的饮食中要让孩子养成良好的饮食习惯，不偏食、不挑食，以保证孩子身体的营养均衡，增强孩子的免疫力，减少生病。

身体就像一面镜子，你怎样对待它，它就怎样对待你。均衡的营养、健康的饮食会让你拥有一个健康的身体，反之，不良的饮食行为会带给你一个孱弱的身体。孩子的身体是十分脆弱的，他们的自我调节能力较差，家长要在饮食方面悉心地照料孩子，让孩子养成健康良好的饮食习惯，从而增强身体的抵抗力。

营养均衡少生病

笑笑的妈妈是一名儿科医生，做菜也很好吃。虽然上班很忙，但是妈妈每天都会给笑笑制作一道精致的蔬果拼盘。虽然有些食物笑笑不爱吃，但是看到餐盘中各种有趣的图案，如太阳、小花、宝塔、大象等，笑笑总会食欲大增，把餐盘里的蔬菜和水果都吃光。妈妈每次用的食材有区别，制作出来的图案也有区别，笑笑从没有觉得厌烦，反而每次都十分期待妈妈做的蔬果拼盘。除了蔬菜与水果，妈妈也很关注笑笑对肉食、豆类食品等的摄入量，经常会变着法地给笑笑做菜。由于营养均衡，笑笑很少生病，每天也都过得很开心。

案例中的笑笑妈妈是一名儿科医生，对笑笑饮食上的照顾可以说是科学合理的。虽然大多数的父母都不是医生，不知道怎样设计饮食才能让孩子成长得更好，但是我们都知道哪些食物是不利于身体健康的，减少孩子吃不健康食品的次数与数量，这也是提升孩子身体素质的有效手段。

均衡的营养可以让孩子的身体协调发展，从而可以增强身体的免疫力，降低生病的概率。为了孩子的身体健康，父母不能过度地溺爱孩子，放纵孩子的任性，而要在科学饮食的基础上关注孩子的身体变化，通过提供多样化的食材来保证孩子均衡的营养，塑造孩子健康的身体。

引起孩子身体免疫力低下的原因还有睡眠不足、情绪消极、运动不足等。因此，要让孩子拥有健康的身体，增强身体免疫力，除了要保证均衡的营养，妈妈还可以从以下几个方面入手：

1. 鼓励孩子多运动

现代人长期待在空调房、暖气房里，使得自身的身体调节机制逐渐弱化，抵抗力也越来越差。要增强孩子的身体抵抗力，妈妈就要鼓励孩子多运动。刚满月的孩子，妈妈可以带着晒晒太阳；大一点的孩子，妈妈可以带着做一些简单的运动，如跑步等，从而逐渐地强化孩子的身体机能，提高身体免疫力。

2. 培养规律作息

良好的生活习惯与规律的作息时间会让孩子的身体逐渐适应，这也就是我们常说的“生物钟”。生物钟会让我们以更好的精神状态应对接下来的挑战，同理，孩子形成了良好的生物钟，对他们的生长发育也有积极的影响。因此，妈妈要逐渐培养孩子良好的作息规律，如按时吃饭、按时睡觉、按时排便等。

3. 谨慎使用抗生素

孩子在3岁以后会经常接触一些病菌，父母对此不要小题大做。如果孩子并不是严重的感染，最好不要使用抗生素，而是依靠孩子自身的免疫系统。这样，当孩子下次再遇到类似的病菌时，已经受过训练的免疫细胞就会自动启动，对抗病菌，保护孩子远离疾病感染。

百合炖梨

秋冬气候干燥，易发感冒咳嗽，而百合与雪梨都具有清肺补水的作用，口感清甜的百合雪梨糖水往往受到大人和小孩的喜爱。（注：适合9个月以上的宝宝。喂宝宝前，请一定将莲子按碎。）

食材

雪梨1个，鲜百合1/2个，莲子6~8粒，冰糖少许。

做法

1．雪梨拦腰对切，用勺子挖去中间的梨核，雪梨放入碗中备用。

2．将百合择成小瓣，洗净备用。

3．将百合、莲子放入挖去梨核的梨中，加少许冰糖。

4．将碗放入蒸锅蒸1小时左右。

补水又滋润的百合炖梨冒着热气出锅啦！冷食、热食均可，赶快行动起来吧！

第六章 养成良好的生活习惯，增进孩子的食欲

中国著名的文学大师巴金说过：“孩子成功教育从好习惯培养开始。”良好的生活习惯会让孩子拥有健康的身体与积极的心态，从而让孩子爱上吃饭，享受吃饭的过程。本章主要从塑造孩子健康的身体、培养孩子的积极心态、养成良好的卫生习惯与一定的生活自理能力这几个方面进行介绍，以期增进孩子的食欲，提高孩子的用餐质量。

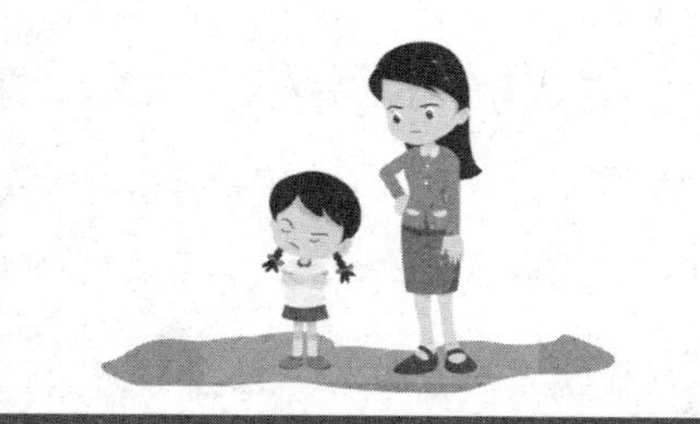

健康的身体是保证孩子正常饮食的基础

名言点灯

人的健全，不但靠饮食，尤靠运动。

蔡元培〔中国〕

爱默生说：“健康是人生的第一财富。”健康的身体会让人们的生活更美好，工作更高效。对于孩子来说，健康的身体会让他们的生活更舒适。没有了健康的身体，孩子不可能尽情地做游戏，也不会专心地学习，更无法过正常的生活。

我们在生活中经常会遇到这样的情况：感冒发烧，身体虚弱，于是胃口大减，平时爱吃的食物此刻也是难以下咽；胃肠功能减弱，消化不良，没有食欲等。身体状况下降，对饮食的兴趣与热情自然也就降低，这是人体的本能反应。对于大人来说，身体已经具备了很强的自我调控能力，可以积极地应对此刻的状况，但是对于孩子来说，没有了足够的营养补充，他们的身体就很难恢复，并由此循环，导致孩子的食欲与身体状况不断下降。因此，塑造孩子健康的身体是极其重要的，这也是保证孩子正常合理饮食的基础。

健康的生活作息规律与适当的运动是塑造健康身体的两种手段。父母要为孩子树立良好的榜样，带领孩子积极地参与锻炼，早睡早起，从而培养孩子良好的生活作息规律，增强孩子的身体素质，塑造健康的身体，保证孩子的正常饮食。

一例一析

再等一下

妈妈："佳佳，准备上床睡觉了。"

佳佳："我还不想睡嘛！再玩一会儿。"

妈妈："明天你要上幼儿园的，不睡明天会起不来。"

佳佳："没关系，会起来的，妈妈和爸爸不也是每天都睡得很晚嘛！"

妈妈："你是小孩，妈妈爸爸是大人，你不能跟我们比。"

佳佳："我现在一点儿都不困，不想睡觉。"

妈妈："那好吧，那你再玩一会儿，过10分钟再睡觉。"（佳佳又玩了半个多小时才睡。）

（第二天早上）

妈妈："佳佳，起床了，要吃早餐了。"

佳佳："我不吃了，再睡一会儿。"

妈妈：“不吃早餐会饿的，赶快起床。再不起床去幼儿园就迟到了。”

佳佳：“知道了，我等会儿就起，不吃早餐了，直接去上学。”

案例中佳佳的做法是典型的拖延症的表现，而她有这种表现主要是效仿父母。父母晚上没有早睡，佳佳自然也跟着熬夜，晚上睡得晚，早上自然就起不来，因而耽误了早餐。要避免出现这种情况，父母首先要养成良好的作息规律，给孩子树立一个好的榜样，每天早睡早起，从而让孩子也形成自己的生物钟，让身体逐渐适应健康的生活方式，提高孩子的身体素质。

很多父母对待自己与孩子都是采用双重标准，这很难让孩子信服。现代的大多数父母都是“夜猫子”，常常会玩手机到深夜，尤其是在休息日，他们经常会睡懒觉。这样不良的生活作息不仅会影响他们自身的身体健康，也会打乱孩子的作息规律。俗话说：“江山易改，本性难移。”在孩子3岁之前培养他们早睡早起的好习惯，让孩子拥有健康的身体，有益于他们今后的学习和工作。

周末去爬山吧

妈妈：“山山，明天周末，我们去爬山吧。”

山山：“好啊，这次看我们谁先到达山顶。”

妈妈：“上次爬山是阴天，我看天气预报明天是个大晴天呢，一定要做好防晒措施啊。”

山山："放心吧，妈妈，都去爬那么多次了，我早就知道要准备什么了。"

妈妈："好的。那等下我们一起把要用的东西都先收拾好吧，明天早上吃完早餐就出发。"

山山："得嘞！马上行动。"

（第二天早上）

妈妈："山山，起床了，吃早餐了。"

山山："正在穿衣服呢，马上来。"

吃完早餐后，山山一家人就高高兴兴地出发去爬山了。

适当的运动会增强身体的素质，从而减少生病。案例中的山山与父母经常参加户外运动，并十分享受运动的乐趣，这不仅增强了山山的身体素质，也让他体会到了更多的生活乐趣。而且，良好的生活作息规律也保证了山山的正常饮食，更有利于山山的健康成长。

运动是增强身体素质、保证良好睡眠的有效方式。父母养成良好的作息规律，带领孩子去运动，可以培养孩子锻炼身体的好习惯，避免孩子出现睡懒觉、熬夜等行为。而且，适当的运动也会促进孩子的身体发育，使孩子的身体器官得到一定程度的发展，从而提高孩子对疾病的抵抗能力，使其拥有健康的身体，以此保证规律的饮食。

让孩子养成良好的生活作息规律对他们今后的生活有重要的意义。规律的作息会让孩子的身体更健康，生活更有质量。而且，健康的身体也会降低孩子出现偏食、厌食的概率，增加孩子的食欲，进而保证孩子好好吃饭。要让孩子养成良好的生活作息规律，塑造一个健康的身体，父母可以从以下三个具体的方面来实施：

1. 父母要以身作则

父母的行为往往会被孩子模仿，很多父母在日常生活中不注重自身的行为，给孩子树立了不好的榜样，如晚上熬夜追剧、玩手机，早上睡懒觉，不吃早饭等，孩子看到父母的这些行为就会模仿，使得孩子的生活作息没有规律，身体素质逐渐下降。因此，父母要以身作则，早睡早起，经常运动，为孩子树立好榜样，让孩子可以健康快乐地成长。

2. 制定作息时间表

孩子的时间观念不强，尤其是3岁以下的孩子。因此，父母要为孩子制定作息时间表，让他们严格地按照时间表来做事，养成规律的生活习惯。在制定时间表时，父母可适当地听取孩子的意见，制定出孩子认可的时间表，并将其挂在孩子卧室的墙上，以起到提醒的作用。

3. 定期组织运动活动

体育锻炼需要长期的坚持，父母可以经常带领孩子早起跑步，或者晚餐后锻炼，并将其形成一种固定的家庭活动。为了提高孩子参与锻炼的积极性，父母还可以定期地组织一些有趣味的运动活动，如每月一次公园长跑，每周一次踢毽子等，让孩子在这些趣味多样的体育运动中感受到运动的乐趣与意义，增强孩子的运动意识。

积极的心态是实现孩子正常饮食的催化剂

名言点灯

不要因为你自己没有胃口而去责备你的食物。

泰戈尔〔印度〕

积极的心态有利于孩子形成健康、正常的饮食习惯。人的心理与生理是一个统一的整体，坏心情就像一种病毒，会引起人们身体的某些器官发生病变，造成身体素质的下降。让孩子保持积极向上的心态，更有助于他们养成良好的饮食习惯。

在心情不好时，有人喜欢暴饮暴食，有人会食欲不佳，这两种方式都会对孩子的饮食习惯产生消极不利的影响。暴饮暴食会加重胃肠道的负担，鼓胀的胃肠会压迫周围的器官，容易诱发神经衰弱；食欲不佳时，身体的各种机能都处于待机状态，对外界的环境也都是采取消极应对的态度，容易造成消化不良。因此，要想让孩子养成健康的饮食习惯，培养他们的积极心态是十分必要的，让孩子以乐观、积极的态度去应对生活中出现的各种问题，这对于孩子心理素质的发展也具有重要的意义。

家长的饮食行为也会在有意无意间影响到孩子的饮食习惯。如有些家长爱吃肉不爱吃蔬菜，孩子也会在不知不觉中模仿家长的行为，讨厌吃蔬菜；有些家长不爱吃某种菜，孩子也会将这种菜视为“眼中钉”。对于家长的各种行为，孩子会主动或者被动地形成一种心理暗示，这样消极的饮食行为就会让孩子形成一种消极的心理暗示，导致孩子无法养成良好的饮食习惯。

一例一析

暴饮暴食害处多

梅梅是一个5岁的小女孩，由于学习不好，总是受到父母的指责。为了化解心中的郁闷，梅梅喜欢上了吃甜食，而且，每次心情不好，梅梅都会吃甜食，而且吃得很快、很多。渐渐地，梅梅开始变胖了，也不爱跟其他的小伙伴玩耍了。到梅梅6岁的时候，她的体重已经达到了30千克。妈妈带着梅梅去体检时，发现她的身体变得很差，肠胃功能很弱，骨质疏松，大脑的反应也很迟钝。这样的检查结果让梅梅妈妈大吃一惊，她万万没想到吃甜食居然吃出了这么多病。在接下来的饮食中，妈妈按照医生的嘱托，严格地按照食谱定时定量地提供饭菜，并禁止梅梅吃甜食，经过半年多的调理，梅梅的身体总算恢复了正常。

家长指责孩子的事情时有发生，这会伤害到孩子的自尊心，而吃甜食是孩子宣泄情感的一个出口。化郁闷为食量可以在短时间内帮助孩子缓解不安、悲伤等消极情绪，但是长期的暴饮暴食会对孩子的身体与心理都产生不利的影响。因此，家长在教育孩子时要采用科学的方法，不能忽视孩子的感受，以免孩子因为心情不好而出现暴饮暴食、饮食不当等行为。

孩子是十分敏感而脆弱的，父母要多以积极、鼓励的话语与孩子交流，让孩子感受到父母的期待与爱护，也让孩子形成积极阳光的心态。孩子的心态在很大程度上会受到家人与环境的影响，因此，父母要形成积极的生活心态，以阳光乐观的态度面对生活中的困难，才能给孩子树立一个良好的榜样，保证孩子的正常饮食，促进孩子的身心健康。

心情差导致消化不良

妮妮在幼儿园因为跟贝贝抢玩具打了起来，妮妮的爸爸妈妈知道后就批评了妮妮，妮妮很不开心。到晚饭时间，妮妮没有胃口，什么都吃不下。爸爸妈妈一直催着妮妮吃饭，妮妮勉强吃了点，但是吃完饭不久就开始肚子胀，不舒服。爸爸妈妈带着妮妮去看医生，医生说是消化不良引起的，并告诉妮妮的父母：“心情不好会影响胃液的分泌，导致孩子没有食欲。这时候勉强让孩子吃饭，她就会觉得食物一直堵在胃里，很不舒服。所以，孩子心情不好的时候不要勉强她吃东西，可以先调整孩子的心态，然后再让她吃些好消化的食物。”听了医生的话，妮妮的爸爸妈妈认识到了自己的错误。

孩子情绪低落，食欲也会下降。案例中的父母担心妮妮因为不吃饭而影响身体，却没想到因为勉强孩子吃饭而导致孩子生病。妮妮的消化不良主要是心情低落引起的，要改善这种状况，父母就要先调整妮妮的心态，让她不再排斥吃饭，而不能一味地逼迫孩子进食。

孩子的心情会受到各种事情的影响，父母要教育孩子以积极的心态、乐观的态度去看待生活中的事情，从而让孩子形成健康的饮食行为，避免出现消化不良、饮食不规律等情况。孩子拥有了健康的身体与积极的心态，他们也就很少会出现厌食、挑食等行为，从而有助于他们正常饮食，进而形成良性循环，提高孩子的身体素质。

在我们的日常生活中，每个人都会有不如意、不顺心的时候。面对生活中的烦心事，父母要以积极的心态去处理，也要引导孩子以乐观的态度去应对。父母可以从以下几个方面去实施：

1. 控制自己的消极情绪

情绪是会传染的，父母的消极情绪会影响孩子的心情。尤其是现在的生活、工作压力很大，很多父母都会将自己工作中的烦恼带到家庭中，有不顺心的事情就会冲着家人发脾气，这样的做法会导致孩子脾气暴躁，让他们对生活失去信心。因此，父母要学会控制自己的消极情绪，尽量以积极的态度与孩子交流，让孩子受到积极正面的影响。

2. 化解孩子的负面情绪

孩子出现负面情绪时，父母要耐心地倾听并积极地化解。面对孩子出现的问题，父母要多询问，多引导，让孩子自己找到解决问题的方法，以便让孩子逐渐成熟，学会独立自主地处理问题。父母也要给予孩子关心与爱护，让孩子在一个良好的家庭环境中成长，促使孩子形成积极的心态。

3. 设立快乐的生活目标

生活中总会出现一些烦心事，家庭中也经常会出现一些不和谐。父母可以设立一些生活小目标，以增强家庭凝聚力。如在某个月全家一起去旅行，在某一天带着孩子去听音乐会等。这些预定好的家庭娱乐方式都会起到缓解矛盾的作用，从而有助于孩子形成积极健康的心态。

良好的卫生习惯是确保健康饮食的关键

名言点灯

未来的医生不开药，而是鼓励自己的病人关注自己的身体、饮食和疾病的原因、预防。

爱迪生〔美国〕

俗话说：“病从口入。”这说明卫生习惯会直接影响到人的身体健康。不良的卫生习惯会使人们的饮食卫生无法得到保证，容易引起身体疾病。因此，父母要培养孩子养成良好的卫生习惯，以确保孩子的饮食健康，减少生病。

爱玩爱闹是大多数小孩子的共性特点，2~6岁的小孩由于会走会跑，他们很容易把自己弄得脏兮兮的，尤其是手上、脸上，总是会有各种各样的脏东西。而且很多小孩在放学回家后都会去厨房找东西吃，这时如果他们没有洗手洗脸，就很可能把脏东西吃进肚子里，导致生病。培养孩子讲究卫生的好习惯，一方面可以减少生病，另一方面可以为孩子的仪容仪表加分，给别人留下一个好印象。

培养孩子讲究卫生的好习惯需要从生活中的点滴做起，父母要为孩子树立一个良好的榜样，及时地提醒并纠正孩子的不良卫生行为，渗透讲究卫生的重要意义，让孩子从心底里产生讲卫生的意识。小孩子对干净卫生的概念是很模糊的，比如他们习惯用手抓食物吃，并认为这种做法是正确的，那么父母就要告诉孩子“吃东西之前要把手洗干净，免得手上的脏东西随着食物进到肚子里，引起肚子痛”等。家长给予详细耐心的解释，就会让孩子对这些行为有清楚的认知，从而逐渐养成良好的卫生习惯。

一例一析

做好口腔清洁吃饭香

青青妈妈一直十分注重青青的口腔卫生。在青青1岁半以后，妈妈天天用小牙刷给青青刷牙，等到青青3岁多时，妈妈就开始让她自己学习刷牙。刚开始，青青不喜欢刷牙，妈妈就在盥洗室的墙上贴了一些可爱的图画，图画中有很多小孩高高兴兴地在刷牙，青青看到这些图画，便也跟着学刷牙了。邻居小朋友乐乐来家里玩时，妈妈也会指着乐乐对青青说：“你看，乐乐的牙齿多整齐、多好看，你要是也天天刷牙，你的牙齿也会这么整齐好看的！”经过妈妈多次的指导与提醒，青青不再排斥刷牙了，反而每次要刷牙时都十分积极，期待得到妈妈的赞赏与鼓励。因为口腔清洁做得很好，青青的牙齿又白又齐，吃饭时也吃得很香，没有因为牙疼、肚子疼等问题拒绝吃饭。后来，妈妈又用同样的方式培养青青勤洗手、洗脸等好习惯，青青都做得很好。

不良的卫生习惯会导致各种身体疾病，孩子从小就开始被教导要“勤洗手，讲卫生”，却很少有孩子真正能从小养成讲究卫生的好习惯。案例中的青青妈妈没有强制性地要求青青按照自己的方式来，而是采用引导与鼓励的方式逐渐地让青青养成良好的卫生习惯，这样的做法充分尊重了孩子的主体意识，有利于孩子产生主观认同感，并逐渐地规范自身的言行。

很多父母在约束孩子讲究卫生方面都没有系统的准则，看到孩子手脏就说一句，看到孩子流鼻涕就再说一句，这样的教导无法起到大的作用，孩子还是该怎样就怎样，吃饭时也无法养成良好的卫生习惯。因此，要培养孩子的卫生习惯，确保健康饮食，父母要从生活中的点滴做起，为孩子制定规矩，并带领孩子共同执行，如饭前便后要洗手、不吃手指、不抠耳朵、不挖鼻孔等。只有将这些生活中的小事都做好，将良好的卫生习惯渗透到孩子生活中的方方面面，才能真正地让孩子养成健康的生活习惯，保证饮食卫生。

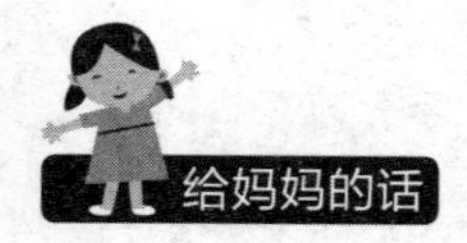

要让孩子养成良好的卫生习惯，确保孩子的健康饮食，离不开父母的言传身教。孩子的自律意识与卫生意识都很薄弱，父母要在以身作则的基础上指导孩子的行为，让孩子逐渐地养成良好的卫生习惯。父母可以从以下几个方面着手：

1. 饭前刷牙，饭后漱口

有些父母觉得孩子到6、7岁还会换牙，牙齿是会重新长出来的，所以在6岁之前没有必要刷牙，这种想法是错误的。如果在换牙前没有好好护理牙齿，不仅会出现一些口腔问题，对健康不利，而且牙床、牙根也许会受到不利的影响发生一些变化，导致长出来的新牙也不太好。因此，父母要培养孩子饭前刷牙、饭后漱口的好习惯，让孩子做好口腔卫生清洁，避免口腔细菌滋生。

2. 勤剪指甲勤洗手

很多孩子都习惯将手指放到嘴里，而长指甲里很容易藏污纳垢，不经常修剪指甲，孩子很容易将指甲中的脏东西吃到嘴里，很不卫生，而且长指甲很容易抓伤皮肤。因此，父母要经常帮助孩子修剪指甲，但不能剪得太短，以免磨到孩子指腹处的皮肤被磨到而引起疼痛。孩子在吃食物时经常会直接上手，如果手部的清洁不到位，细菌很有可能从手上转移到食物上，进而进入到胃肠等人体内环境中，对孩子的健康会造成不利的影响。

3. 及时清理鼻涕

有些孩子会经常流鼻涕，鼻涕堵塞在鼻子里会导致孩子的呼吸不顺畅。那么父母就要及时地帮助孩子清理鼻涕，可以为孩子准备一些干净的小手绢，或者是在孩子的衣服口袋里装上一些纸巾，这样孩子流鼻涕时父母就可以快速地帮助孩子擦鼻涕了。对于年龄很小的宝宝，父母一定要注意不要使劲捏着宝宝的鼻子擤鼻涕，而可以利用棉签等东西将鼻涕慢慢地掏出来，以免伤害到孩子的鼻黏膜。

一定的自理能力可以营造出整洁的用餐环境

名言点灯

用艰苦的劳作换取旺盛的食欲。

贺拉斯〔古罗马〕

自理能力是孩子要具备的一项相当重要的能力，其有助于培养孩子的独立意识与独立性格，不过度地依赖家长或他人，从而可以更好地适应幼儿园的集体生活。

孩子的自理能力主要包括自己吃饭、自己如厕、自己穿衣穿鞋、自行收拾玩具、主动铺床叠被、收拾房间等等，父母要注重对孩子这些自理能力的培养，以塑造出孩子坚强独立的性格特点，促使孩子形成良好的生活习惯。

孩子的自理能力无法得到培养主要有两个方面的原因：一方面，父母过度地溺爱孩子，舍不得让孩子受累受苦，于是自己就将孩子的分内事大包大揽，导致孩子缺乏自理能力；另一方面，有些父母觉得孩子还小，做一些事情会做不好，自己还是要浪费更多的时间和精力给孩子断后，于是为了省去这些麻烦，很多父母就不让孩子参与这些活动，导致孩子的自理能力无法得到锻炼与提高。

犯错误是一个必不可少的学习过程，孩子只有在不断的练习中才能逐渐地掌握各项技能。具备了自理能力，孩子就会逐渐地形成主动收拾房间、帮忙做家务活等好习惯，从而可以使家庭的环境变得整洁干净，使用餐环境焕然一新，使家庭成员心情舒畅，继而可以让孩子在心理上产生一种自豪感，增进孩子的食欲。

一例一析

自己收拾

5岁的丰丰有一个坏毛病——乱扔玩具。每次从幼儿园回到家后，丰丰都会把自己的玩具拿出来，扔得到处都是。吃晚饭时，丰丰也会拿着玩具到餐桌上，一边吃饭一边玩，经常晚饭没吃饱，再吃零食。

每天晚上睡觉前，妈妈都要把乱七八糟的玩具收起来放到箱子里，也要把丰丰的衣服整理好放到床边的衣架上。虽然妈妈也经常让丰丰自己动手收拾，但是丰丰从来都不听，反而越弄越乱。丰丰妈妈联系了幼儿园其他小朋友的妈妈，发现很多小朋友都存在这个问题。于是这个班级的家长联系了幼儿园的班主任老师，跟老师反映了这个情况。

之后有一天，丰丰妈妈正在做晚饭，听到客厅里静悄悄的，偶尔会传来一阵碰撞声，丰丰妈妈走出厨房一看，客厅里的玩具都已经被放置到箱子中了，客厅又恢复了之前的整洁。

妈妈夸奖丰丰："丰丰真是长大了，懂得体贴妈妈了，还会自己收拾玩具了，真棒！"丰丰听到后脸上充满了自豪。当天晚上，丰丰不仅帮忙端菜，而且吃饭时十分认真，也十分高兴，用餐氛围十分浓厚。

自那以后，丰丰逐渐养成了"自己的事情自己做"的习惯，还会经常帮助妈妈分担一些力所能及的家务，如擦桌子、洗手绢等。

有些父母在孩子的学习阶段经常会着急给孩子下定义，如："我这个女儿连收拾东西都做不好。""我儿子胆子太小了，都不敢自己睡觉。""我这个闺女太笨了，都不敢打招呼。"诸如此类的话会让孩子的自尊心受挫，很容易形成心理阴影。

孩子的荣誉感十分强烈，他们渴望得到大人的肯定与赞赏。父母要以发展的眼光看待孩子的行为，让孩子受到鼓舞，从而逐渐地培养并提升孩子的自理能力。

干净整洁的环境会让人心情愉悦，从而有助于增进食欲。孩子主动收拾自己的玩具、物品等，家长和孩子都会很开心，用餐环境整洁，用餐氛围融洽，人们的饮食欲望自然会提升。而且，孩子将玩具收拾起来，还可以专心地用餐，避免一心二用，更符合健康饮食的标准。

我们常说“习惯成自然”，如果父母过度地关爱孩子，对孩子的事情都包办代替，孩子就永远长不大，无法养成好习惯。在孩子上幼儿园、小学、初中之后，缺乏自理能力，他们也就无法更好地融入集体中，得不到更好的成长与发展。父母可以从以下几个方面来培养孩子的自理能力：

1. 营造良好的家庭环境

家庭环境会对孩子产生重要的影响。试想一下，如果父母平时就十分懒散，卧室、客厅的东西乱摆乱放，那么孩子自然也就不知道应该怎样整理，进而也会按照父母的方式来处理自己的物品；而如果父母每天都将屋子收拾得干干净净，孩子自然而然地也就会收拾好自己的物品。因此，父母与孩子之间应该互相监督，纠正彼此的不当行为，共同营造出良好的家庭环境。

2. 悉心地教导孩子

孩子在学习的过程中难免会犯错，面对孩子的错误，父母要给予悉心的教导，如孩子不知道怎样叠衣服，父母可以多做示范，或者手把手教孩子，让他们可以认真地学习，并体会到成功的喜悦，增强孩子内心的学习欲望，使其掌握更多的生活技能。

3. 多多表扬，偶尔惩罚

当孩子第一次收拾自己的玩具或者帮忙做些家务活时，父母要及时地给予表扬，让孩子知道这是一种好的行为，值得发扬；当孩子连续做了很多事后，父母也要给予表扬，让孩子受到激励。如果孩子在学习的过程中出现了一些不好的行为，如在收拾玩具时故意把玩具扔到很远的地方，父母可以让孩子自己捡回来，并让孩子检查玩具是否都收拾好了，从而让孩子认识到自己的行为是不对的。表扬与惩罚并用的教育方式会起到很好的教育效果。

定时定量用餐，合理规划孩子的饮食

名言点灯

饮食如不适可而止，厨师亦成下毒之人。

——伏尔泰〔法国〕

让孩子什么时间吃、吃多少这是众多家长都十分关注的问题。饮食不规律、不按时就餐、进食过量等都会对孩子的身体造成不利的影响。因此，合理地规划孩子的饮食，让孩子可以定时定量就餐就显得尤为重要。

肠胃消化食物的时间大约为4~6小时，一日三餐定时吃饭可以让孩子充分地消化吸收食物。但是由于3岁以上的孩子正处于身体快速成长的阶段，他们的身体对食物的消化吸收也较快，因此，父母要根据实际情况给孩子合理地加餐，在正餐之间留给孩子专门的零食时间，保证孩子的能量供应与营养需求。

有些父母觉得孩子在正餐时吃饱就不会饿了，于是在吃饭时要求孩子多吃，这样的做法是不科学的。孩子大多会根据自己的食量、食欲来决定进食多少，如果父母强制性地要求他们多吃，反而会引起孩子的反感，导致他们对吃饭产生抵触情绪。还有些父母觉得如果允许孩子吃零食，那他们就不会好好吃饭了，这样的顾虑是有一定的道理的。为了避免出现这种情况，父母可以规定孩子的进餐时间，包括正餐与零食，而且提供零食的量也应该与孩子进食的正餐量成正比，从而激励孩子好好吃饭。

一例一析

合理用餐

4岁的夏夏对吃饭很随意，每次吃饭时坐到餐桌旁都是想吃就吃一点，不想吃就一口都不吃，这让夏夏的妈妈十分烦恼。虽然夏夏在饿极了的时候也会找吃的，但是吃这些零食是远远不能满足夏夏的营养需求的。为了让夏夏养成良好的饮食习惯，妈妈就询问了其他的家长，然后决定如果夏夏在正餐时不好好吃饭，就不再给夏夏提供零食。刚开始，夏夏对妈妈的这种行为很不满，甚至会故意吵闹，惹得妈妈生气，但是闹了几次之后，她就知道妈妈这次是下了决心了。为了不再挨饿，夏夏在吃饭时会多吃一些，也会一直坐在餐桌旁用餐。过了两个星期，夏夏的脸色明显比之前红润了。

喜欢吃零食是大多数孩子的共性，他们为了多吃些零食而少吃饭甚至不吃饭的情况也很常见。面对这种情况，父母不能纵容、溺爱孩子，而要采用相应的手段帮助孩子改正不良的饮食习惯。如果父母一味地宠溺孩子，孩子就很有可能出现营养不良、生长缓慢等现象，这反而是害了孩子。

父母让孩子定时定量用餐，培养孩子的饮食习惯，既可以让孩子形成一个良好的饮食生物钟，又可以避免孩子因暴饮暴食而出现腹胀、胃痛等现象。在就餐过程中，父母要让孩子自己选择吃多少，既不能强制孩子多吃，也不能因为孩子胖就刻意地减少他们的用餐量。

提供零食时间

由由3岁了，已经开始上幼儿园了。幼儿园每天下午3:00~3:30是零食时间，小朋友们都可以选择自己爱吃的一两样零食，每次的零食时间由由和其他的小朋友都玩得很开心。由由之前在家里很少吃零食，但是自从在幼儿园开始吃零食后，他就要求妈妈也准备一些零食，以便在下午饿的时候可以吃。虽然妈妈有些困惑，但还是按照由由的要求帮他准备了零食，于是由由按照在幼儿园的方式选择了几个，并安安静静地吃完了。妈妈看到由由这样感到很奇怪，于是咨询了由由的幼儿园老师。老师告诉由由妈妈："3岁的孩子正处于身体旺盛发展的时期，一日三餐的饮食是满足不了孩子的日常所需的，所以在正餐之间准备一些健康的零食，不仅不会影响孩子的食欲，反而能让孩子养成规律的饮食习惯。"由由妈妈放心了，也不再要求由由正餐时多吃了。

合理的零食供应可以让孩子的身体更健壮。不同时期的孩子每日所需的能量是不同的，如果父母仅仅依靠一日三餐来让孩子补充体力与营养，对三四岁的孩子来说是远远不够的。案例中的由由虽然经常在正餐之间吃零食，但是每次吃零食的时间与量都是很有规律的，这就有助于由由形成良好的饮食习惯，也不会影响由由的日常饮食。

父母要以一颗平常心对待孩子吃零食的行为，既不能过度地纵容，也不要觉得如临大敌。由于大部分孩子的自我约束能力都比较差，父母可以在提供给孩子零食时先与孩子做约定，让孩子可以有计划地吃零食，而不是将零食一扫而光。当然，父母也要提供给孩子健康的零食，并要控制零食量，保证孩子的肠胃可以正常运转，促进孩子的身体成长。

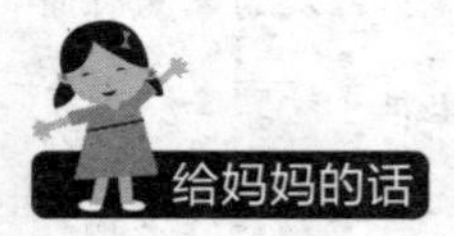

让孩子吃零食是为了缓解他们在未到正餐时产生的饥饿感，而不能将零食作为孩子额外营养补充的主要来源。要促进孩子的健康成长，妈妈要牢记以下三点：

1. 严格控制零食时间

有些孩子在吃零食时总是控制不住自己的嘴和手，一吃起来就很难停下来。如果此时打断孩子，他们就会觉得很委屈、很受伤，甚至会因此大闹一场。要和平地解决这个问题，父母可以先与孩子约定吃零食的时间，并严格地照此遵守，如在每天上午10:00~10:30、下午

3:00~3:30提供给孩子零食，在这些时间之外就不让孩子吃零食，从而逐渐地培养孩子健康吃零食的习惯。

2. 正餐也要营养均衡

有些父母觉得孩子在正餐之外有零食时间，所以在准备正餐时就不太注重营养均衡了，这是不合理的。蔬菜提供的多种营养是很难用其他的食物取代的，而且，正餐味美可口也有助于增进孩子的食欲，让孩子逐渐爱上吃饭。因此，保证正餐的营养均衡是十分必要的。

3. 定时喂奶不可取

对6个月大已经开始添加辅食的孩子，妈妈可以渐渐地培养他们定时定量用餐的习惯，但是对于6个月内的孩子，由于他们主要吃母乳或者奶粉，每个孩子的身体差异也很明显，定时喂奶肯定是行不通的。随着孩子渐渐长大，他们会逐渐形成自己的吃奶规律，妈妈按照孩子的实际需求来喂养就可以了。

鲜果时蔬沙拉

孩子不爱吃蔬菜？来一碗鲜果时蔬沙拉，让孩子爱上蔬菜！多样的食材、丰富的营养，让孩子变成名副其实的沙拉控！（注：适合2岁以上的宝宝。）

食材

苹果1个，草莓5个，西兰花1/4棵，莴笋1/4根，蛋黄酱、酸奶各2勺。

做法

1．将苹果、草莓切丁，西兰花择成小朵，莴笋去皮切丁。

2．锅中倒入清水，烧开后，放入莴笋丁、西兰花煮熟后捞出。

3．蛋黄酱与酸奶搅拌均匀。

4．把苹果、草莓、西兰花、莴笋放入碗中，淋上拌好的酱。

一碗酸甜可口、营养丰富的鲜果时蔬沙拉就做成啦！

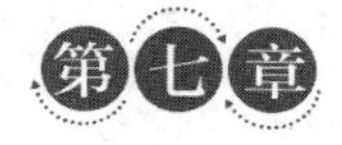

第七章

营造良好的氛围，实现家庭共餐

生活节奏的加快使得人们吃饭快、吃饭急的现象时有发生，甚至在家庭晚餐中，也有父母为了节省时间而独自吃饭，吃完饭后又开始忙其他的事情。这样的饮食方式不利于孩子养成健康的饮食习惯，甚至会让孩子出现暴饮暴食的现象，不利于孩子的身体健康。因此，营造良好的家庭用餐氛围、实现家庭共餐是十分必要的。

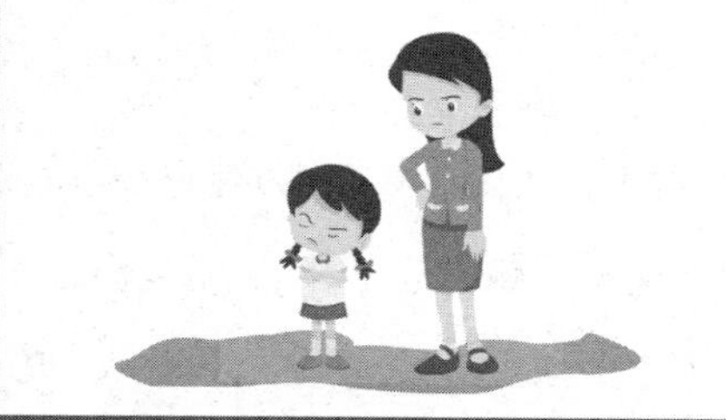

播放美妙的音乐，营造舒适的用餐环境

名言点灯

健康不是身体状况的问题，而是精神状况的问题。

艾迪夫人〔美国〕

很多家长都有这样的体验：孩子在刚刚学会走路时就会跟着音乐起舞，虽然不知道孩子跳的是什么，但是他们的身体确实是对音乐产生了反应。有研究发现，舒缓的音乐可以让人们的情绪放松，而放松的情绪又可以作用于人体的下丘脑，从而可以增进食欲。因此，在用餐时家长可以播放一段舒缓的音乐，一家人坐在一起品尝美味的食物，减轻生活、工作的压力，增进亲人之间的感情。

狼吞虎咽式的饮食方式很容易造成消化不良，而在美妙的音乐作用下，人们的压力会逐渐得到释放，生活的节奏会逐渐舒缓，吃饭也

会变得细嚼慢咽，从而可以降低患胃病的概率；而且，音乐进入人的大脑后会加速胃肠的蠕动，刺激内分泌系统分泌消化液，进而会加速食物的消化，避免出现消化不良等情况。孩子在这样的氛围中用餐也会逐渐养成细嚼慢咽的饮食习惯，可以享受饮食的趣味，从而爱上吃饭。

当然，由于孩子的精力有限，他们很难在同一时间将注意力集中到两件事情上，因此，父母一定要关注孩子是否在好好吃饭，如果因为播放了音乐而吸引了孩子的注意力，使得孩子无法专心用餐，这无疑是本末倒置的行为。一般来说，播放一些节奏舒缓、音律和谐的音乐不会过度地吸引孩子，如古典音乐、传统民歌等；而播放节奏欢快、声音高亢的音乐则会让孩子无法集中精神吃饭，如打击乐、摇滚乐等。因此，在进餐时父母要播放旋律恰当的音乐来愉悦身心，营造出舒适的用餐环境，增进食欲。

一例一析

音乐伴饭更香

2岁的盼盼经常会跟着音乐一起跳动，虽然没在节奏上，但是盼盼每次都跳得很开心。而且虽然盼盼平时很吵闹，但是一播放音乐，她就会瞬间安静下来，耐心地听音乐，偶尔咿咿呀呀地哼一哼。盼盼的妈妈在平时有听音乐的习惯，所以在准备晚饭时就会用手机播放音乐，盼盼有时候会安静地坐在床上听音乐，有时候会在地上蹦蹦跳跳的。在吃饭时盼盼妈妈把音乐关掉，盼盼就会变得不高兴，甚至会大声地哭闹。而一开始播放音乐，盼盼马上就破涕为笑。为了让盼盼乖乖地吃饭，妈妈在每次吃饭时都播放一些轻音乐。令盼盼妈妈意外的是，自从播放了音乐，盼盼吃饭时不再挑挑拣拣了，反而会用手拿着各种各样的食物吃，盼盼的饭量也明显见长。直到现在盼盼4岁了，每次家庭晚餐妈妈都会播放一段音乐，盼盼挑食的毛病得到了明显的改善，也越来越喜欢唱歌了。

有些孩子对音乐敏感这是毋庸置疑的，爱美是人的天性，孩子的年龄虽然小，但是他们也有追求美的意愿，而美妙的音乐会让孩子的心情舒畅，他们自然也更愿意去聆听、去享受。案例中的盼盼喜欢听音乐，如果妈妈强制性地制止她，会给彼此的心理带来伤害，而妈妈适当的退让与陪伴则让盼盼感受到了爱意，使得他们可以更好地享受吃饭的时光。

音乐可以带给人美的享受，可以缓解人们心中的焦虑情绪，降低人们的紧张感。在家庭用餐时播放轻音乐，可以使人们的大脑得到一定程度的休息，孩子也可以在优美的音乐氛围中感受到音乐的活力，出现温和、积极的情绪，从而让孩子对吃饭产生好感，不再排斥吃饭。而且，舒适的用餐环境与氛围也会改变孩子以往对吃饭的认知，不再将吃饭仅仅看作填饱肚子的手段，而可以真正地享受吃饭的过程，体验用餐的乐趣。

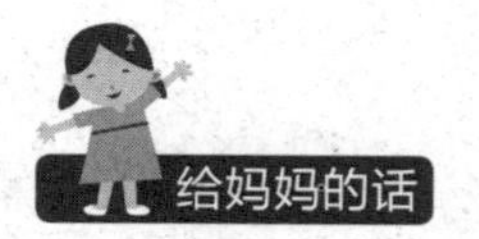

在孩子不吃饭时，妈妈可以通过播放一些轻松的音乐来帮助孩子促进肠胃的蠕动与消化腺体的分泌，增进孩子的食欲。在日常的生活中，妈妈也可以和孩子一起听音乐。适时地播放音乐是活跃身心、营造家庭氛围的行之有效的手段，妈妈可以这样做：

1. 陪孩子一起跳舞

随着音乐跳舞是孩子学习音乐的主要方式，妈妈可以陪着孩子一起跳舞，逐渐地培养孩子的节奏感。而且，对于刚刚学会走路、跑步的孩子，他们在随着音乐跳舞时自身的平衡感会得到增强，肢体的协调能力也会有所提升。这样的娱乐活动也会增进亲子关系。

2. 渗透音乐知识

对于4岁以上的孩子，妈妈在播放音乐时就可以恰当地渗透一些音乐知识。如为孩子简单地介绍五线谱、简谱等，告诉孩子正在播放的乐曲中使用到的主要乐器等。孩子的学习能力很强，从小培养孩子的学习意识，他们对所认识的东西会记忆更深刻，也会更有兴趣。

3. 控制音乐类别与音量

在平时的生活中为了激发孩子的活力，妈妈可以选择播放一些冲击性比较强的音乐，如摇滚乐，节奏明快、铿锵有力的摇滚乐会让孩子的情绪亢奋起来。而在吃饭时则要避免播放这类音乐，以免孩子的心跳过快影响消化，降低食欲。

设计厨房标语，营造温馨氛围

名言点灯

健康是这样一个东西，它使你感到现在是一年中最好的时光。

亚当斯〔英国〕

标语在我们的日常生活中十分常见，其主要可以起到宣传与警示的作用。比如，校园公示栏张贴的“富强、民主、文明、和谐、自由、平等、公正、法治、爱国、敬业、诚信、友善”标语主要是为了宣扬正确的价值观，马路上张贴的标语“司机一滴酒，亲人两行泪”主要是为了警示司机开车别喝酒，草坪上的“绿草如茵，足下留情”标语主要是提醒人们不要随意践踏草坪等。对于不吃饭的孩子，家长也可以在厨房张贴一些有趣的标语，以约束孩子的行为，使其可以好好吃饭。

孩子对新鲜有趣的事物总会抱有强烈的好奇心，父母在设计厨房的标语时也要投其所好，可以利用孩子喜欢的图案或者朗朗上口的语句来展示，既便于孩子记忆，又可以增加厨房标语的趣味性，减轻孩子的逆反心理，使其按照标语上的口号行动。而且，新颖好看的厨房标语可以起到点缀室内环境、装饰空间的作用，更有利于人们保持心情愉悦。

为了增强孩子对厨房标语的认同感，父母可以与孩子共同设计标语，并制定出相应的厨房条约，使这些标语不仅仅是厨房的摆设，而可以真正地起到导向与提醒的作用。在用餐之前，父母可以与孩子共同念一遍或者看一遍标语，带领孩子一同遵守厨房条约，以调动孩子的积极性，使得厨房标语可以真正地发挥出应有的作用。

一例一析

厨房标语好处多

3岁的兰兰很挑食，对幼儿园的饭菜都吃不惯。在家里，妈妈会按照兰兰的喜好做菜，但是在幼儿园，每天的饭菜都是按照营养搭配来制作的，由于兰兰不喜欢吃青菜和胡萝卜，她在幼儿园经常吃不饱，还总是剩下这些菜。幼儿园老师发现了兰兰的这个问题，就带着兰兰一个一个地看了学校食堂张贴的标语："谁知盘中餐，粒粒皆辛苦。""不挑食不偏食，均衡营养促成长。""快乐生活每一天，开心享受每一餐。"……这些标语旁边都配上了生动的图画，兰兰看到这些图画，认识到了自己的错误，接下来的几天果然不再挑食了。但是兰兰并没有把在幼儿园的表现带到家庭生活中，在平时的家庭早餐、晚餐中，兰兰还是一如既往地挑食，妈妈不厌其烦地劝说还是徒劳无功。

经过与幼儿园老师的沟通，兰兰妈妈决定学习老师的教育方式，通过在厨房张贴标语来提醒兰兰，让兰兰改掉挑食的坏毛病。于是在兰兰放学回家后，妈妈对兰兰说："兰兰，今天我们要一起完成一项大任务，我们要给厨房设计几个标语，你有什么好的想法吗？"经过兰兰与妈妈的共同努力，图文并茂的厨房标语就张贴到了墙上。每次吃饭前，妈妈都会先带着兰兰一起读一遍标语："小兔子，白又白，爱吃萝卜和青菜，兰兰也要变可爱！"慢慢地，兰兰不再挑食了，反而爱上了吃蔬菜，由于营养均衡，兰兰的身体长得很快，也很健康。

厨房标语会对孩子的心理产生引导的作用，案例中兰兰的老师用标语提醒兰兰，告诉兰兰她的行为是不对的，从而促使其在标语的约束下改正了自己的行为；妈妈也采取了同样的做法，制定出了更充满趣味的厨房标语，使得兰兰愿意遵守，并逐渐地改掉了挑食的坏习惯。

有趣的厨房标语会营造出一种轻松而温馨的用餐氛围，提高用餐质量。对孩子来说，厨房原本仅仅是一个吃饭的场所，而通过适当的标语与图片的装饰，就增添了厨房的美感，孩子的心情会更加愉悦，也就更乐于在厨房用餐。因此，父母可以与孩子商量制定出充满美感与趣味的厨房标语，并按照标语约定执行。在孩子遵守并完成约定时，父母可以给予孩子适当的表扬与奖励，从而激励孩子的良好行为，促进孩子的健康成长。

设计出适合的厨房标语，既可以美化厨房环境，又可以增进孩子的饮食欲望，一举两得。要保证标语切实有效，又便于孩子理解、接受，妈妈在设计厨房标语时要遵循一定的原则：

1. 标语要有一定的针对性

我们常说要“因材施教”“对症下药”，在设计厨房标语时具有一定的针对性才能起到更好的效果。如有的孩子不喜欢吃西兰花，妈妈就可以在厨房张贴一张西兰花的图片，并配上标语“我是蔬菜之王，让你越长越漂亮”。这样的标语既富有趣味，又具有针对性，从而可以有效地改善孩子偏食、挑食等不良的饮食习惯。

2. 标语要简洁、押韵、易记

厨房的标语尽量要图文并茂，让孩子首先在视觉上产生直观的理解认知。设计出来的标语文字要简洁、押韵，以便于孩子记忆。如“饮水要思源，吃饭要节俭”“米饭粒粒思汗水，不惜粮食会后悔”之类朗朗上口的文字会更容易让孩子记住，也就更利于实施。

3. 要尊重孩子的感受

很多父母都会将自己的观点强加给孩子，认为孩子吃得少就是没吃饱，甚至会利用标语让孩子多吃饭，如“吃得多，长得壮；吃得少，风吹跑”。在这样的标语暗示下，孩子会觉得自己吃得少是不对的，很容易产生自卑心理，不利于孩子的心理健康。因此，父母在设计标语时要考虑孩子的心理感受，以免敏感的孩子受到伤害。

餐前进行亲子游戏，让孩子保持愉悦的心情

名言点灯

快乐首先在于有健康的身体。

柯蒂斯〔美国〕

亲子游戏是父母与孩子之间交往的一种重要形式，其不仅可以促进亲子之间的感情交流，为孩子的健康成长提供良好的环境，还可以启发孩子的智慧，培养并发展孩子的能力。在就餐前组织一些亲子游戏，有助于父母与孩子都保持愉快的心情，使得用餐的氛围和谐而美好，从而可以提高人们的饮食欲望。

游戏是孩子生活中的一部分，也是他们学习的主要方式之一。孩子可以在游戏活动中不断地去体验、积累，从而不断地得到提高。尤其是对将要入园的孩子，他们在步入幼儿园后会参与到多种多样的活动中，而适当的亲子活动可以让孩子初步体验交往的关系，有助于孩

子社会性关系的发展，使其可以更好地适应幼儿园的学习与生活。因此，在就餐前设计亲子游戏，家长与孩子共同参与到游戏中，这是促进孩子心理发展的必要途径，也是增强生活趣味的有效手段。

父母在组织亲子游戏时要尊重孩子的主体地位，平等地对待孩子在游戏中的想法与行为。为了让亲子游戏真正地起到寓教于乐、愉悦身心的目的，父母在设计游戏时要结合孩子不同的年龄特点，充分地考虑到孩子的成长阶段与认知能力，以免游戏超出孩子的认知范围，打击孩子的积极性。如对刚会走的孩子来说，在参与需要跑的游戏时就有很大的困难；对喜欢玩玩具的孩子，让他们放下玩具参与到其他的游戏中也很难实现。因此，父母要灵活地设计并参与到亲子游戏中，让孩子在用餐前可以保持愉快的心情，以增进孩子的食欲，塑造出孩子健康的身体。

一例一析

餐前游戏欢乐多

娜娜是一个活泼好动的3岁小女孩，在家里总是闲不下来。每次妈妈在厨房准备饭菜时，娜娜都会在客厅玩玩具或者看电视。等到饭菜上桌时，娜娜还是意犹未尽，甚至会因为看电视不吃饭。后来妈妈与娜娜约定可以陪她玩游戏，但是在开饭前15分钟，一定要把玩具收好、电视关掉，安心地准备吃饭。虽然刚开始的时候娜娜还是很不情愿，但时间一长，娜娜越来越喜欢与妈妈一起玩游戏，多种多样的游戏形式使得娜娜的兴趣倍增，她也越来越期待每天的游戏时光。由于做游戏之后心情愉悦，娜娜还经常帮助妈妈准备碗筷，收拾桌子，也不再挑剔食物不好吃，每顿饭都吃得十分开心。

亲子游戏可以增进父母与孩子的交流，促使亲子的感情升温。现在大多数家庭的孩子都是独生子女，孩子从小缺少玩伴，会感觉到孤单，而父母的陪伴会让孩子的心理发展更加丰富。案例中的娜娜本来是一个人做游戏、看电视，妈妈的加入会让她的心里感到踏实，使其乐于与妈妈共同分享游戏的乐趣，主动帮妈妈分担家务，进而改掉了不好的饮食习惯。

父母在就餐前与孩子共同参与亲子游戏时要严格地控制时间，而不能骄纵孩子的任性，耽误吃饭时间。爱玩是小孩子的天性，他们很可能一玩起来就无法把心收回来，往往需要很长的一段时间来平复兴奋的心情，那么父母可以提前与孩子约定游戏的时间，并适当地留出休息的时间，让孩子的身体与心理都有一个调节缓冲期，以免因为活动量过大引起消化不良等。

亲子游戏拉近心的距离

5岁的凡凡脾气火爆，稍有不顺就会冲爸爸妈妈发脾气。如打开电视看到喜欢的动画片已经开始播放了，凡凡会发脾气；洗脸时水太凉会发脾气；饭桌上没有想吃的饭菜会发脾气；甚至在晚上睡觉时会因为偶尔睡不着而发脾气。对于凡凡的火爆脾气，爸爸妈妈都不知道该怎么办才好。

后来，凡凡的父母咨询了儿科专家。结合综合的情况考量，专家认为凡凡的这种行为是为了引起父母的关注与重视，建议凡凡的父母在平时多与孩子交流，多陪孩子玩一些亲子游戏等，让孩子感受到父母的爱。

于是在接下来的日子里，凡凡的父母都会在晚餐前抽出一部分时间，陪凡凡玩一些他喜欢的游戏，或者是玩玩具，或者是互相讲故事等，经过一段时间的相处，凡凡的脾气明显缓和了许多，吃饭时父母也不再一味地指责、批评凡凡，而会适时地表扬凡凡的良好行为。在这样温馨的用餐环境下，凡凡也不再大口地吞咽了，而是学着父母的样子细嚼慢咽。现在凡凡还是会每天与父母分享学校中的趣事，成了父母心中的好孩子。

每个孩子都渴望被关注，如果父母对孩子的关注度不够，他们就会做出出格的事情来引起父母的关注。案例中凡凡的父母因为没有顾及凡凡的内心感受，使得凡凡的性格变得暴躁易怒，而亲子游戏则让凡凡与父母的接触逐渐变多了，凡凡也逐渐体会到了父母对自己的爱，使得亲子之间的关系变得更为和谐融洽。在心情愉悦的状态下，凡凡自然就改善了不良的饮食习惯。

游戏是一项可以满足孩子身体成长与心理发展的运动形式，父母可以充分地利用孩子爱玩游戏的特性了解孩子的内心感受，在餐前的游戏中与孩子用心交流，让孩子在游戏中学习并掌握一些技能。如随着孩子身体协调能力的发展，父母可以与孩子玩“拿取物品”的游戏，让孩子得到锻炼；再如随着孩子大脑思维的发展，父母可以让孩子从多个角度观察物体，以培养孩子的发散思维与空间想象能力。这样充满趣味性的亲子游戏会让孩子体验到成功的喜悦，从而可以使其怀着成就感与愉悦感用餐，提高用餐的质量。

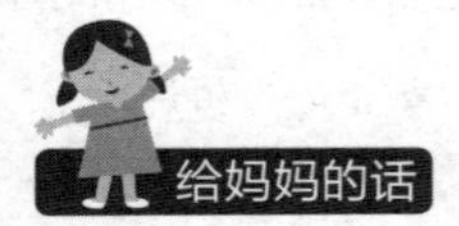

很多家长在与孩子共同参与游戏时会表现出“我是权威”的态度，让孩子完全地听从家长的命令来做游戏。这样的态度既不利于孩子体验游戏的乐趣，也不利于亲子关系的发展，反而还有可能使亲子关系出现隔阂，影响孩子的就餐心情。要避免出现这种情况，父母在与孩子做游戏时要注意以下几点：

1. 尊重孩子，平等参与

作为亲子游戏的参与者，父母要在游戏中忘记自己的长辈身份，不要教孩子应该怎么去做，而要以商量的方式来征求孩子的意见，让孩子感受到父母参与游戏的诚意。如果父母在参与游戏时敷衍了事，孩子就会觉得这个游戏索然无味，进而失去参与的兴趣；而如果父母可以与孩子兴致勃勃地讨论，他们就会把父母当成好伙伴。

2. 共同合作，相互配合

亲子游戏需要父母与孩子的共同协作。对于孩子来说，游戏中一个很小的变化都会为他们带来乐趣，也有可能会让孩子感觉到复杂。因此，父母在游戏中可以遵从孩子的意愿，让孩子制定规矩，积极主动地配合孩子完成相应的游戏任务。久而久之，孩子的领导能力就会有所展现，他们也会在游戏中收获更多的乐趣与技能。

3. 丰富形式，带来乐趣

亲子游戏最主要的目的是为孩子带来乐趣，为了避免孩子对单一的游戏形式出现心理疲劳，父母可以引导孩子参与更多的游戏形式，通过新颖而丰富的亲子游戏活动，让孩子体验到新意与趣味，从而提升孩子参与游戏的积极性，使其保持积极的心态。

家庭成员一同用餐，让家庭更和睦

名言点灯

欢乐的气氛能使一盘菜变得像一个宴会。

——赫伯特〔英国〕

在现代快节奏的生活环境中，全家人一起坐下吃顿晚饭似乎都成了一件奢侈的事情。尤其是现在很多年轻的父母都要上班，孩子交给家中的老人照顾，更是减少了父母与孩子接触的机会，而晚餐无疑是家长与孩子亲密接触的好时机。家庭成员一起用餐既便于父母为孩子树立榜样，培养孩子良好的用餐礼仪，又有助于营造出温馨的家庭氛围，让家庭更加和睦。而且，孩子与父母一同用餐，可以吃到多样的食物，更利于孩子的营养均衡，使其养成良好的饮食习惯。

哈佛医学院的一项调查发现，家人一起用餐更有助于孩子感受到快乐，并可以让孩子更好地吸收营养。相比于独自吃饭的孩子，与家人一起吃饭的孩子会吃到更多的蔬菜和水果，吃更少的脂肪，更有助于孩子形成健康的饮食行为。而且，吃饭时孩子也可以与父母进行一些交流，有助于孩子语言能力的发展与积极心理的形成。

对于2岁左右的孩子，父母往往会对他们的饮食给予更多的关注，这会让孩子形成一种“饭桌上唯我独大”的心理。甚至有些孩子会为了显示自己的能力，故意做出挑食等行为，久而久之，孩子就会形成不好的饮食习惯。对此，父母要充分地信任孩子，给予孩子一定的独立自主权，而不要过多地干涉、评论孩子的饮食行为，鼓励6个月以上的孩子自己吃饭，让孩子可以逐渐地形成一种“小大人”的心态，进而使得家庭关系更和谐，还可以帮助孩子养成良好的饮食习惯。

一例一析

家庭共餐营养好

毛毛6个月大可以坐起来时，妈妈就让毛毛坐在自己的专用儿童座椅上与家人一同用餐。刚开始，毛毛经常会把食物弄掉，每次能吃到的食物都很少，但是经过了几周，毛毛就能够控制住手里的食物了。之后，毛毛会用左手拿起要吃的食物，再把食物放到右手，用右手送到嘴边。这样做的成功率虽然不是100%，但是毛毛每次吃饭时都兴致盎然，还经常想要尝试吃妈妈碗里的食物。

到毛毛3岁时，他就完全可以自己吃饭了，每次吃饭时也都很积极，不用妈妈催促着吃多少，应该要吃什么。而且，毛毛很享受跟家人一起吃饭的过程，看到爸爸给妈妈夹菜，毛毛也会把自己碗里的菜递给妈妈；看到桌上不认识的食物，毛毛会积极地尝试，虽然有些菜对毛毛来说并不好吃，但他也很少挑食，而是会学着爸爸妈妈的样子每样菜都吃一点。直到现在毛毛6岁了，他的饮食从来没有让父母操心过，由于营养均衡，毛毛的身体素质一直很好。

家庭共餐可以促进孩子独立人格的形成，帮助孩子形成良好的饮食习惯。案例中的毛毛跟父母一起用餐，并在自己的探索中逐渐地掌握了用餐的技能，这是孩子不断学习与成长的表现。

温馨愉快的用餐氛围会增强孩子的食欲，促进食物的消化吸收，家长可以与孩子谈论一些积极的主题，让用餐时间成为增进亲子情感的美好时光，让孩子在家庭共餐中感受到幸福。而且，孩子与家长一同用餐，他们会模仿大人的用餐礼仪与习惯，如不浪费食物、不挑食、不看电视等，这对于孩子来说是十分重要的。

吃饭不仅仅是孩子一个人的事情，更是全家人的事情。要让孩子养成良好的饮食习惯，仅仅实现家庭共餐是远远不够的，还需要家庭成员的共同配合。在与孩子一同吃饭时，家长还要做到以下几点：

1. 提供健康的食物

孩子在与父母一同吃饭时，他们往往会关注父母的餐盘里都有哪些食物，有些孩子甚至会直接从父母的餐盘中抓取食物。因此，父母在与孩子共餐时，尽量要保证供应的食物营养、健康，以免孩子在吃到油炸食品、重盐食物后出现偏食、挑食现象。

2. 树立良好的榜样

父母的行为会对孩子产生潜移默化的影响，在家庭共餐时，父母要展现出良好的饮食习惯与行为，为孩子树立良好的榜样。如饭前洗手、吃饭时不看电视、不浪费饭菜等。孩子长期受到父母言传身教的熏陶，自然而然就会形成良好的饮食习惯。

3. 给予必要的指导

对孩子来说，吃饭也是需要学习的，他们要学习怎么使用勺子，学习怎么用筷子夹到菜。一般来说，孩子到1岁后就会想要用勺子，到3岁左右可以逐渐学习使用筷子。在家庭共餐时父母可以告诉孩子怎样使用这些餐具，孩子也可以学着父母的样子来使用，从而增加了孩子的学习实践机会。

蔬菜烧排骨

小朋友们最爱的排骨来啦！蔬菜与排骨的完美结合，既不会让宝宝觉得腻，又可以保证营养的均衡。（注：适合1岁半以上的宝宝。）

食材

排骨、土豆、豆角、姜、葱、酱油、蚝油、冰糖、黄酒各适量。

做法

1．土豆去皮切块，豆角择筋切段，锅中烧开水焯排骨。

2．在干净的锅中再倒入冷水，放入姜片、葱段、排骨，大火烧开后转小火炖。

3．排骨炖40分钟左右放入土豆、豆角，炖至土豆、豆角熟透。

4．另取一只锅，倒入酱油、蚝油、冰糖、黄酒，并盛少许煮排骨的汤，大火烧至沸腾。

5．把排骨、土豆、豆角倒入调味汁锅中，大火收汁。

宝宝们最爱的蔬菜烧排骨就做好啦！

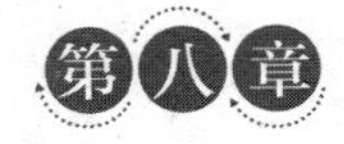

第八章

运用赏识教育，培养孩子积极的饮食心态

“没有教不好的孩子，只有不会教的父母！”家长对待孩子的态度就像农民对待庄稼的态度一样，如果农民一味地埋怨庄稼的长势不好，甚至去揠苗助长，这无疑会是一场空，同样的，家长对孩子的行为过多地批评指责，只会给孩子的心灵造成伤害。运用赏识教育，培养孩子积极的饮食心态，这是帮助孩子形成良好饮食习惯的重要手段。

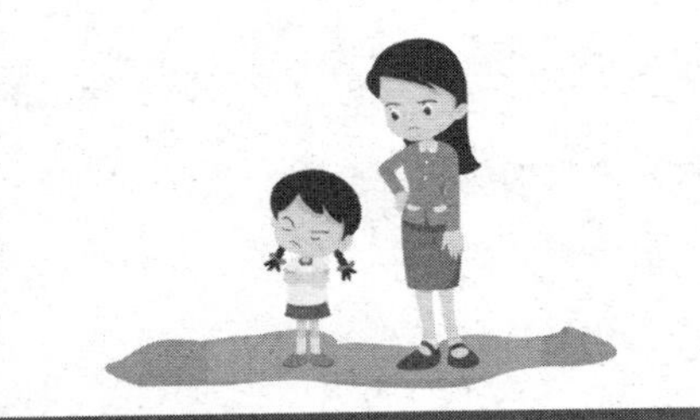

发现孩子的闪光点，表扬好的饮食行为

名言点灯

若要小儿安，常带三分饥和寒。

梁同书〔中国〕

“金无足赤，人无完人。”每个孩子都有自己的优点和缺点，父母要以赏识的眼光来正确地看待孩子，发现孩子身上的闪光点，给予孩子真诚的赞美与肯定，使孩子可以从父母的赞美中获得愉悦感与自豪感，并再接再厉，以期取得更大的进步。

家长对待孩子的消极态度会让他们形成一种消极的心理暗示，促使孩子产生消极的行为。这也就是我们常说的“破罐子破摔”。如家长抱怨孩子总是会把屋子弄得很乱，孩子的表现往往会越发猖狂；家长指责孩子没有礼貌，不向大人问好，孩子往往会变得越来越内向，并抵触这种打招呼的方式。因此，要让孩子养成良好的饮食习惯，家长要采取

正确的方式教育孩子，多表扬孩子好的饮食行为，使其受到积极正面的影响。

对孩子的每一次进步，家长都应该给予表扬，让孩子可以体验到成功的喜悦。孩子具有很强的自尊心与荣誉感，父母的称赞不仅会让他们认识到自己的长处，并积极地将其发扬，也会让孩子更乐于与父母分享自己的成就，便于实现亲子之间的有效沟通，增进亲子关系。

一例一析

你真棒

芊芊的爸爸妈妈在平时的生活中就十分注重赏识教育，每当芊芊有新的发现，取得一些进步后，爸爸妈妈都会鼓励芊芊，而不是敷衍了事。在一次晚餐中，芊芊夹了从来都不吃的香菇，爸爸妈妈都觉得有些诧异，但他们很快就转换了表情，妈妈用赞赏的态度对芊芊说："芊芊真是长大了，知道吃菜要吃多样，营养均衡才能更健康，真棒！"爸爸也跟着补充："是啊，我们的女儿就是懂事，不挑食。"芊芊听了父母的话，脸上挂满了自豪的笑容。在之后的饮食中，芊芊逐渐地接受了更多的食物，爸爸妈妈也不再因为芊芊挑食的问题而烦恼了。

孩子的每一次进步都是他们努力的成果，父母要善于发现孩子的努力，并及时地表扬孩子的良好行为，以起到正面强化的效果。案例中的芊芊虽然挑食，但是爸爸妈妈没有一再地揪住芊芊挑食的问题不放，反而及时地发现了芊芊的改变，并给出了积极正面的回应，这对芊芊来说是莫大的肯定，也是最好的教育方式。

受到“谦虚是美德”的传统思想的影响，很多家长都会夸大其他孩子的优点，而忽略自己孩子的成就，这样的做法往往会伤害到孩子的自尊心，导致孩子与家长“对着干”。如有的家长会夸赞别人家的孩子“嘴真巧”“真乖”“真漂亮”，但说到自己家的孩子时就都是“不懂事”“不听话”“脾气大”。这样强烈的态度反差会让孩子心里不舒服，他们也会因为逆反心理而故意表现得更差，久而久之，孩子就会形成不良的行为习惯。因此，家长要善于发现自己孩子的闪光点，不能吝惜对孩子的表扬。

发自内心的夸赞更有说服力

健健与康康是一对双胞胎兄弟，他们今年已经5岁了。跟其他的双胞胎家庭一样，为了不让这两个孩子心里不舒服，爸爸妈妈一直都尽量保持着公正公平的态度。

在一次家庭晚餐中，健健和康康就“谁更厉害”这个问题起了争执，而且久久辩论不出结果，为了平息两兄弟的怒火，爸爸就对他们说：“你们两个都很厉害，好吧，不要再争吵了，吃饭吧。”没想到爸爸说完这句话后，健健和康康反而更生气了，他们一致指着爸爸说：“我们不是小孩子了，您根本就是在敷衍我们。”眼看情况越来越恶化，妈妈急忙救场，对健健和康康说：“妈妈觉得你们两个确实都很厉害，而且各有特点。就拿吃饭这件事来说吧，健健吃到好吃的菜会夹给康康，这是爱护弟弟；而康康呢，每次吃完饭都会把健健的碗一起拿到厨房，这是团结哥哥。你们两个这么团结友爱，我跟爸爸都很开心，为你们感到骄傲。”

健健和康康听了妈妈的这番话，都不好意思地低下了头。然后，他们对爸爸妈妈说：“我们错了，以后我们一定会变得更好的！”

同样是夸赞，不同的表达方式会出现不同的效果。案例中爸爸的敷衍与妈妈的真诚形成了强烈的对比，换位思考置身其中，我们都希望最初得到的是妈妈发自内心的赞美，那就不会有接下来的矛盾了。孩子是十分敏感的，父母的态度、语言都会影响到孩子的心情，发自内心的表扬更容易让孩子信服，也更容易打动人心，而敷衍了事的行为只会让事情越变越糟。

父母要用心地观察孩子的行为，及时地发现孩子的闪光点，并发自内心地给予肯定与表扬。单调重复的“很不错”“真厉害”“真棒”对孩子的激励作用并不大，他们还有可能因为听的次数太多而感觉父母在敷衍自己，使得效果适得其反。因此，父母在表扬孩子的良好行为时要从具体的方面出发，如吃饭不拖拉、不浪费粮食、讲究饮食卫生等，这样的表扬会让孩子很受用，也为他们今后的行为指明了方向。

俗话说：“数子十过，不如赞子一长。”父母的表扬和赞美会影响孩子的自我认知，并由此形成良性循环，指导孩子的行为。很多父母

都不知道应该如何赞美、表扬自己的孩子，担心孩子会因此而骄傲。其实在表扬孩子时父母可以遵循以下三个基本的原则：

1. 表扬要适度

父母表扬孩子的目的是要强化孩子的正面行为，而过度的表扬会让孩子逐渐膨胀。如在孩子洗了一次碗后，妈妈向邻居炫耀："我家的碗每天都是我儿子洗的，真是太懂事了！"这样言过其实的表扬不仅会让孩子的心里不舒服，也会在他们心里埋下一颗说谎的种子。因此，父母对孩子的表扬要适度，要就事论事。

2. 表扬要及时

在孩子做了某些事后，父母要及时地给予表扬。研究表明，及时的表扬会对孩子积极心理的形成产生更大的影响。如挑食的孩子突然吃蔬菜了，父母就要及时地表扬，让孩子的心理得到满足，并使其在这种积极的心理作用下，彻底地改变挑食的毛病。

3. 表扬要当众

很多父母都觉得当众表扬自己的孩子不好意思。其实对于孩子来说，父母当众的表扬会让他们感到更高兴，从而可以激励孩子朝着更好的方向去努力。如父母对家里来的客人表扬自己的孩子讲究饮食卫生，饭前主动洗手等，接下来孩子肯定会比之前做得更积极。

允许孩子失败，鼓励孩子继续尝试

名言点灯

人如果吃不好，就不能好好思考，好好爱，好好休息。

——弗吉尼亚·伍尔夫〔英国〕

从最初的牙牙学语到之后的口若悬河，从最初的蹒跚学步到之后的大步流星，孩子都是在不断的失败与学习中成长起来的。我们也常说“失败是成功之母”，在孩子的成长过程中，家长要以宽容的态度面对孩子的失败，并鼓励孩子继续尝试，战胜困难。

在我们眼中很容易的一件事对孩子来说可能很难，父母不能从自己的角度来判定孩子的行为是否优秀，而要从孩子的思想、行为能力等方面来给予孩子足够的学习时间。如孩子在学习使用筷子时，他们经常会不小心把筷子和食物弄到地上，这时如果父母过多地指责、批评孩子，孩子很可能就会抵触用筷子吃饭；而父母以宽容的态度面对孩子的失败，孩子就会更乐于进行再一次的尝试，直至成功。

大部分家长都会对孩子寄予厚望，甚至将自己没有实现的理想、愿望强加在孩子身上，让孩子从小就承受了太多的压力。而面对孩子的失败，家长的反应则大多是抱怨、愤怒。家长这样的教育方式会让孩子害怕犯错、害怕失败，反而会对孩子的成长产生不利的影响。而赏识教育鼓励家长用欣赏的态度去看待事情，允许孩子失败，这符合孩子的成长规律。父母要艺术地运用赏识教育，宽容孩子的失败与错误，让孩子可以在不断的改正中进步。

一例一析

犯错了，没关系

1岁半的果果很喜欢跟父母一起吃饭，每次父母在准备食物时，果果都会自觉地走到餐桌旁等着吃饭。父母对果果的这种行为大加赞赏。刚开始，果果习惯用手抓饭菜吃，但是吃着吃着食物就不听使唤了，总是会掉到餐桌或餐盘上，果果的手一用力，餐盘就掉到地上摔碎了。突如其来的响声吓得果果不知所措，他惊愕地看着父母。妈妈温柔地对果果说："没关系，正好这个餐盘也旧了，等明天妈妈给你买一个更好看的，今天你就先用妈妈这个吧。"第二天，妈妈给果果买了一个吸盘餐盘，这个餐盘可以吸到餐桌上，更方便了果果用餐。果果看到这个精致又特殊的餐盘很兴奋，在吃饭时也十分有兴致。

善于在孩子的失败中转换思维，用宽容的态度对待孩子的错误，这比严肃的批评与打骂更有效。案例中果果的妈妈没有因为果果打碎餐盘而发脾气，反而认识到了自己的不周全，另辟蹊径，为果果准备了不容易掉落的吸盘餐盘，这是对果果自主进食的行为的鼓励，也可以让果果真正地喜欢上吃饭。试想一下，如果果果的妈妈严厉地批评果果，很可能会使得果果今后都不敢再学习自己吃饭了，甚至还有可能对吃饭感到恐惧、厌恶。

孩子成长的过程就是经验不断积累的过程，成功的经验会让孩子有所借鉴，而失败的经验会让孩子得到教训，避免再犯同样的错误。因此，父母要用一颗宽容的心包容孩子的失败，使得赏识教育达到“润物无声”的效果，便于孩子接受并改正。

再试一次

菲菲6岁生日的时候，父母带她去西餐店吃牛排。为了庆祝菲菲的长大，让这顿饭变得有意义，父母决定让菲菲自己用刀叉吃完这顿饭。

在牛排上桌前，妈妈先教了菲菲一些吃西餐的餐桌礼仪，如“身体端正”“左叉右刀”等。等到牛排上桌时，妈妈为菲菲示范切牛排，并一边示范一边告诉菲菲应该怎样切、怎样使力。菲菲按照妈妈说的方法却怎么也切不好，心情十分沮丧。这时妈妈对菲菲说：“什么事都不是一下子就能做成功的，妈妈第一次切牛排的时候可是切了好久呢，吃到嘴里的时候都已经凉了，但我还是觉得那次的牛排最好吃。你也不要放弃，再试一次吧。你这么聪明，妈妈相信你一定能行的！”

听完妈妈的话，菲菲又开始了新一轮的尝试，尝试了几次，终于切下了一小块牛排。慢慢地，菲菲的动作越来越熟练，还帮爸爸妈妈切了牛排，这顿饭也在一片欢声笑语中结束了。

孩子在成长的过程中会遇到各种各样的困难，他们会很容易退缩、放弃，面对这种情况，父母不能完全地包办代替，而要鼓励孩子继续坚持，让孩子有面对挫折、战胜困难的勇气。案例中的菲菲因为初次尝试失败而沮丧，如果这时父母帮助菲菲切牛排，菲菲的心里就会产生“我不行”的想法，对吃牛排的欲望也就没有那么强烈了。

孩子的失败也许在我们看来不是什么大问题，但是在当时的他们看来，这是很严重的。因此，对待孩子的失败，父母不能一笑而过，置之不理，而要发挥出引导与鼓励的作用，激励孩子继续去尝试，增强孩子的自信心，让他们在尝试与努力后获得成就感与自豪感。

允许孩子失败并不代表要无限度地纵容孩子的错误行为，父母要结合实际的情况进行具体的分析，并采取相应的应对措施。对孩子的无理取闹，父母要坚决地拒绝，而对于孩子不可控的失败，父母则要给予更多的宽容与理解。要让赏识教育发挥出优势，父母应做到以下三点：

1. 信任孩子的行为能力

很多父母都会觉得孩子还小，很多事都做不好，可以以后慢慢学。于是孩子在生活中遇到困难时，父母就代替孩子完成，这是不利于孩子成长的。父母要给予孩子足够的信任，引导孩子朝着正确的方向去努力，以便激发出孩子的潜能。如孩子在学着自己用手吃饭时，父母就可以充分地信任孩子，给予他们足够的空间与时间，让孩子在自己的探索中掌握吃饭的技能。

2. 尊重孩子的真实意愿

理解孩子内心的实际感受是父母与孩子进行有效交流的基础。很多孩子在遇到挫折、困难时都会想要放弃，这时父母要认真地了解孩子的意愿，如果孩子十分抵触，父母可以让孩子暂时放弃；如果他们只是害怕再次失败，父母则要尽可能地鼓励、开导孩子。如孩子在吃到某些食物时被噎到，他们会因为害怕再次被噎到而选择不吃这类食物，这时如果父母强制性地要求孩子继续尝试，无疑会伤害孩子。

3. 惩罚孩子的错误行为

宽容孩子的失败与错误并不意味着父母可以让孩子为所欲为。有时候，父母没有批评孩子的错误反而会助长他们的嚣张气焰，因此，对孩子的错误行为给予适当的惩戒是十分必要的。如孩子在吃饭时随意地丢弃食物，吃了一口就把食物扔到墙角，父母就要对孩子进行批评教育，让他们认识到自己的错误。

恰当运用奖励，激发孩子良好饮食行为的积极性

名言点灯

蔬果乃是无上的美味。他不再需要连续不断地去操作和毁坏各种器官，以求从它们那里获得满足。

——雪莱〔英国〕

纳撒尼尔·布兰特在他的《自尊心理学》一书中提道：“一个人对自己的评价，将直接影响到他的核心价值观以及是否有积极的心态，自我评价还会影响他的思维方式、情绪、希望以及人生目标，同时也影响他的行为。”这告诉我们运用恰当的赞赏与奖励帮助孩子建立积极、正面的自我评价会对孩子的成长起到意想不到的效果。

孩子的很多行为习惯都是在小时候养成的，父母可以运用物质奖励和非物质奖励来强化孩子好的饮食行为，激发孩子对饮食的积极性，让他们从小养成良好的饮食习惯。当然，父母也要规范自身的言

行，在对待自己与孩子的行为时不能采用双重标准，以免引起孩子的反感，使其无法信服。

父母在奖励孩子时要制定出具体可行的方案，并要让孩子知道好的行为方式才能获得奖励，不要让奖励变相成为对孩子的贿赂。在孩子为所做的事及所获得的奖励讨价还价时，父母可以收回奖励，让孩子认识到做事而获得奖励的过程不是一场交易，培养孩子形成正确的人生观与价值观。

一例一析

奖罚分明

3岁的天天是家里的乖宝宝，爸爸妈妈与天天制订了详细的每日计划，并与天天约定，如果他可以按照计划做好自己的事情就可以获得相应的奖励。于是在每次吃饭前，天天都会主动地坐在餐桌前，吃饭时也很少乱跑，还经常帮助爸爸妈妈收拾餐具，做一些计划之外的事情。每天的晚餐过后是天天最快乐的时光，这时妈妈会根据天天这一天的表现给予奖励，有时是一块精致的石头，有时是一套积木，有时是一本漫画书。通过自己的努力而获得奖励让天天十分兴奋，家庭氛围也很融洽。

当然，天天也不是每天都表现得很好，有时候天天会不吃饭，或者随意地浪费食物，这时妈妈就会让天天远离餐桌，在一个固定的地方反思自己的行为，等天天认识到自己的错误并改正时，妈妈还是会奖励天天。这样的教育方式使得天天知道了自己的哪些行为是正确的，值得发扬；哪些行为是错误的，需要改正。

对于3~6岁的孩子，他们在不确定自己的行为是否恰当时，会通过故意做一些行为来试探父母的底线。如果这时父母一味地宽容忍让，只会让孩子变本加厉，因此，奖励与惩罚是需要同时存在的。如果孩子表现得好，父母可以通过奖励给予孩子积极正面的强化作用；如果孩子表现得不好，父母就可以通过惩罚的方式给予孩子负面的强化，以避免其再出现类似的行为。

在采用物质奖励对孩子的行为进行表扬时，父母也要了解孩子对这些物质的喜欢与渴望程度。如孩子在吃饭时没有边玩边吃，得到了一块磁铁奖励，但是由于孩子不喜欢玩磁铁，他在之后的饭桌上就有可能表现得不积极。因此，正确地选择强化物很重要。父母要根据孩子的日常行为、兴趣爱好等有针对性地准备物质性奖励，如拼图玩具、漫画书、点心等。

引导孩子的积极行为

妈妈：“飞飞，现在是吃饭时间，把电视关掉，跟爸爸妈妈一起安心吃饭好吗？”

飞飞：“我可以一边吃饭一边看电视啊。”

妈妈：“不行，这样消化不好，对身体不好。”

飞飞：“那我再看一会儿，很快就演完了。”

妈妈：“不行，你要是再看电视，这周去公园野餐游玩的计划就取消。”

飞飞：“不，我不看了还不行嘛!”（飞飞气冲冲地关掉了电视）

爸爸：“飞飞，妈妈在逗你玩呢，说好的事情是不会反悔的，可是你也要表现得好一点，一边吃饭一边看电视，你吃下去的饭不好消化会胃痛的。如果你安心坐在桌子前吃饭，还会有意想不到的惊喜呢！”

飞飞：“是什么？”

爸爸：“这是个秘密，到了公园才能告诉你，不过你放心，肯定不会让你失望的。”

飞飞：“好，我这就好好吃饭。”

对孩子实行奖励的目的是让他可以继续发扬好的行为，但是有些家长在给予孩子奖励的时候所采用的方法不当，导致奖励变成了一种变相的威胁，如“如果你不好好吃饭就不能跟我们一起去看电影了”“你要是不把扔掉的食物捡回来，就不要去游泳了”。父母这样的话语会让孩子更加反感，也有可能会引起孩子的过激行为。

大多数孩子都是需要通过正面的鼓励来改变行为的，而不是负面的威胁。因此，父母在提供奖励时也要讲究一定的方法，运用积极的、正面的思维方式去分析，不要陷入错误的思维误区。如尽量不要对孩子说“你不吃完饭就不能看电视”，而可以说“好好吃饭，吃完饭我们就可以安心地看电视了”。受到积极的鼓舞与奖励，孩子的表现会更加出色。

孩子表现出了好的饮食行为，父母可以给予适当的奖励激发孩子的良好表现。但是考虑到孩子的规则意识不强，自制力较差，要让孩子将这种行为变成习惯，父母可以通过以下三种方式来辅助：

1. 口头奖励

口头奖励的即时性较强，当孩子学会自己动手吃饭时妈妈就可以立刻表扬孩子聪明能干，这时的口头奖励会比之后的物质奖励更让孩子激动。当然，父母也可以用赞赏的目光、微笑、拥抱等肢体语言来表达对孩子的鼓励，以增强孩子的信心，强化孩子的积极行为。

2. 制作每日成就表

父母可以将每日计划都列入表中，并根据各个任务的难度分配相应的分值与奖励，看孩子是否可以每天都达到100分。为了让孩子清楚地知道应该做什么，不应该做什么，父母要尽可能将表格制定得详细具体，也可以让孩子看到自己的成长与进步。

3. 悉心教导

好孩子也是需要慢慢教导、慢慢培养的。父母要正确地运用奖励，传输给孩子积极正面的思想，不能将奖励作为孩子去完成某件事的诱惑，而要让孩子知道这是对好的行为的赞赏与表扬。通过这样的做法，父母可以促使孩子表现出良好的饮食行为，进行逐渐形成良好的饮食习惯。

达成一致意见，促进孩子的身心发展

名言点灯

人为生而食，非为食而生。

本杰明·富兰克林〔美国〕

中国著名的教育家陶行知先生曾说过这样一段话：“做父母的对子女的教育应有一致的措施。中国家庭教育素主刚柔并济。父亲往往失之过严，母亲往往失之过宽，父母所用的方法是不一致的。虽然有时相辅相成，但弊端未免太大。因为父母所施方法宽严不同，子女竟至无所适从，不能了解事理之当然。并且方法过严易失子女之爱心，过宽则易失子女之敬意。这都是父母主张不一致的弊病。”由此可见，在教育孩子的问题上父母要保持一致的态度与方法，为孩子指明努力的方向。

父母在教育孩子时有不同的态度与方法，不利于孩子自身的成长。人都有趋利避害的本能，当父母对孩子的要求不一致时，孩子会倾向于做出对自己有利的选择，不利于孩子形成正确的是非观。而且，父母的态度不一致必然会导致一方的想法被推翻，这也会削弱父母双方中一方在孩子心目中的权威，也会影响到今后父母对孩子的教育。

在当今社会，很多孩子并不全是由父母抚养的，家中的老人也参与到了抚养孩子的问题中。由于生活经历、教育背景的不同，老人与孩子父母的教育理念会有偏差，甚至有的老人会自愿成为孩子的“挡箭牌”，为孩子提供一个不受管制的自由区域，这对于孩子今后的成长都是十分不利的。在教育孩子的问题上，家长要保持一致的意见，以便孩子可以养成良好的习惯。

一例一析

妈妈已经同意了

和很多幼儿园的小朋友一样，晴晴也很喜欢看动画片。每天从幼儿园回到家里，晴晴都会赶快打开电视机。一天晚上，晴晴正在看动画片，爸爸对晴晴说：“现在妈妈已经把晚饭准备好了，我们要先去洗手，准备吃饭了，把电视机关掉吧。”晴晴很不高兴，对爸爸说：“还有一小会儿就演完了，等我看完再吃好吗？”爸爸摇摇头，说：“不能因为看电视耽误了吃饭，赶紧关掉电视，去吃饭。”晴晴正要关掉电视，妈妈在厨房听到了争论，就问：“发生了什么事？”晴晴冲着厨房说：“妈妈，这个电视还有一小会儿就演完了，我能不能看完了再吃饭？”妈妈同意了晴晴的请求。等到爸爸再让晴晴去吃饭时，晴晴就对爸爸说："妈妈已经同意我看完再吃饭了，我听妈妈的。"爸爸只能无奈地独自走向餐桌。

父母教育孩子的态度不一致会降低孩子的规则意识与自我控制能力。案例中晴晴利用了爸爸妈妈意见的不同，听取了对自己有利的意见，从而达到了继续看电视的目的。试想一下，如果晴晴的父母再因为其他的事情出现分歧，那么晴晴在主观上既不会偏向妈妈，也不会偏向爸爸，而是会选择对自己有利的一方。在这样的环境下成长，晴晴会逐渐养成见风使舵的性格，也很难形成正确的价值观。

孩子的是非观念薄弱，父母任何一方的支持都会起到怂恿的作用，让孩子原本摇摆不定的心变得坚定，这就会导致另一方的教育受到阻挠，无法达到良好的教育效果。因此，夫妻双方在教育孩子的问题上应该保持高度的一致性，让孩子有明确的是非观，对自己的错误行为有清楚的认知。

让他玩儿会吧

团团4岁了，家里的爷爷奶奶十分宠爱她。每次爸爸妈妈单独带着团团出去游玩或者在家休息时，团团都十分懂事听话。在一个星期六的中午，爷爷奶奶到了团团家。到吃午饭的时间了，妈妈喊团团去吃饭，团团不仅没有像之前一样听话，反而充耳不闻，继续玩着自己的玩具。妈妈从厨房走出来叫团团去吃饭，团团竟然躲到奶奶的身后哭起来了。看到团团哭了，奶奶就对妈妈说："孩子还小，你那么凶干什么？她现在不想吃饭就不吃呗，等饿了自然就会要吃饭了，先让她玩会儿又不会怎么样。”团团听到奶奶这么说，还冲着妈妈做鬼脸，妈妈也就只好顺着团团了。

老人偏爱孩子是当今大多数家庭生活的常态，然而，孩子年龄小，缺乏主见，老人的无条件溺爱会成为孩子的避风港，让他们有勇气挑衅父母的权威，与父母抗争。而且，家长对待事情的不同态度也无法让孩子养成良好的行为习惯，反而会造成家庭生活的不和谐。

给妈妈的话

饮食问题是孩子成长过程中的众多问题之一，它也可以折射出不同的教育方式。要让孩子养成健康、良好的饮食习惯，长期的坚持与适当的规则约束是必要的。父母在教育孩子时要注意以下三点：

1. 在孩子面前态度要一致

父母在孩子的面前态度一致，会让孩子清楚地知道应该做什么，不应该做什么，有助于培养孩子的规则意识与是非观。即使就某个问题的意见不统一，父母也不能在孩子的面前争论、争吵，而要在事后及时地沟通。如父母对孩子是否要严格按时吃饭的问题存在分歧，在孩子面前也要统一口径，不能当着孩子的面争论。

2. 态度不一致时要及时沟通

家人对教育孩子的方法和态度存在分歧时要及时地沟通，在达成一致的看法后再向孩子提出明确的要求，以免让孩子觉得大人总是出尔反尔。当孩子征求你的意见时，你可以先问一下孩子："你爸爸的意见呢？"当老人与我们的教育观念相违背时，我们也要耐心地与老人沟通，为孩子营造一个良好的成长环境。

3. 控制好自己的情绪

家长在面对淘气的孩子时经常会火冒三丈，说一些让自己后悔的话，或者做一些出格的举动，如打骂孩子。为了弥补这些错误，家长往往又会过度地纵容孩子的任性。这样的做法是十分不可取的，既无法起到教育孩子的目的，又会让孩子觉得"有利可图"，而且，家长对孩子心理上的伤害往往是无法弥补的。因此，在教育孩子时家长要控制好自己的情绪，采用积极的方法应对孩子出现的问题。

自制爆米花

电影院、超市的爆米花都会让孩子爱不释手，宝妈们何不自己动手给孩子做他们喜欢的爆米花呢？（注：适合4岁以上的宝宝。）

食材

1/3碗玉米粒，黄油、糖各适量。

做法

1．将碗中的黄油加热至液体状。

2．将玉米粒放入盛有黄油的碗中，放入适量糖并拌匀（根据孩子的口味添加糖）。

3．把玉米粒放入到纸袋中，折叠封口。

4．将纸袋放入微波炉中，最高火加热1~2分钟。

听到玉米粒噼噼啪啪的声音就可以取出了，香甜的爆米花就做成啦！

儿童饮食常见的六大误区

饮食问题是父母最关心的问题之一，健康合理、营养均衡的饮食才能让孩子更加健康地成长。为了让孩子长得更高、更壮，很多妈妈都会尽可能地给孩子补充营养，甚至误以为营养补得越多越好。本章主要介绍了当前儿童饮食中常见的六大误区，希望可以为父母提供一些有用的建议，促进孩子的健康成长。

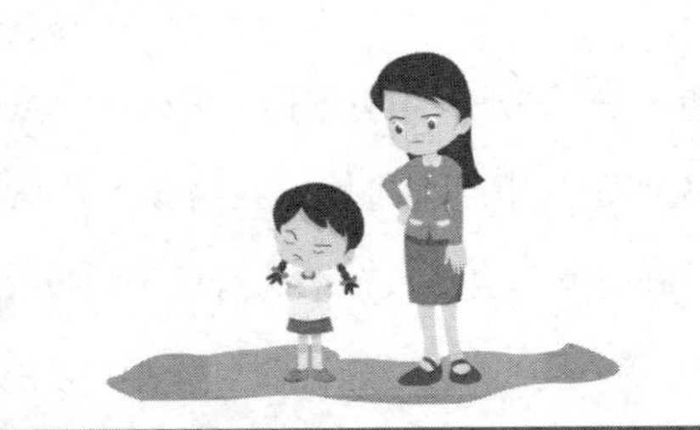

把牛奶当水喝，多多益善

名言点灯

你把消化弄得失常了，就是自己毒化自己的血液。

恩格斯〔德国〕

《春秋左传·曹刿论战》中有这样一句话：“一鼓作气，再而衰，三而竭。”这说明了凡事不能过度，在给孩子补充营养方面也是如此，过度的营养补充反而会导致孩子的身体无法吸收，容易引起身体的各种疾病。而只有适度、适量的饮食与营养，才能让孩子健康茁壮地成长。

很多人都觉得外国人喝牛奶很频繁，所以身体很好，于是为了促进孩子身体的发育，很多家长就会让孩子多喝牛奶，甚至将牛奶当水喝，其实这样的做法是错误的。牛奶中虽然含有70%左右的水分，但是不能完全替代水。而且，孩子喝牛奶不节制，牛奶中所含有的不饱和脂肪也很容易引起人体的各种疾病，如肥胖、心脏病等。

牛奶中含有丰富的矿物质，具有很高的营养价值，是公认的营养品，但是牛奶并不是喝得越多越好。尤其是超过1岁的小孩，不宜喝过多的牛奶。一方面，牛奶是流质蛋白，如果孩子喝得过多，不利于胃肠道的蠕动，久而久之就会造成孩子胃肠功能的下降；另一方面，孩子喝太多的牛奶就会产生饱腹感，在吃饭时饭菜吃得就少了，其他的营养跟不上，身体素质自然会有所下降。

一例一析

喝牛奶过敏

5岁的丹丹在上幼儿园中班。丹丹的体能很好，画画也很好，老师与同学们都很喜欢她。为了给丹丹补充营养，妈妈每天早、晚都会让丹丹各喝一杯牛奶，还给丹丹准备了乳酪零食。但是近期老师向丹丹父母反映，说是丹丹最近很反常，不仅变懒了，听力也变差了，经常听不到同学叫她，平时还总是用手指抠耳朵。妈妈带着丹丹去看儿科医生，才知道丹丹患上了中耳炎，需要服用抗生素，甚至有可能需要做引流手术。经过进一步的检查，医生发现丹丹是对牛奶蛋白过敏，要求丹丹停止服食一切乳制品。在吃药治疗了20多天后，丹丹的耳膜自然愈合了，丹丹也不再用手抠耳朵了。

牛奶和乳制品中含有很多蛋白质，这些蛋白质容易使人出现过敏反应并引起某些身体疾病，如鼻塞、气喘、中耳炎、腹胀、腹泻等。

牛奶还是引起慢性食物过敏的元凶之一，在人体出现过敏反应后，牛奶中含有的蛋白质会因为过敏而产生免疫复合体，进而引发肠漏症，使得人体肠道中未消化完全的蛋白质、过敏源等渗透血管中，造成更多的疾病。

牛奶作为补充蛋白质与多种矿物质的重要食材，对孩子的身体发育是十分重要的。那么应该如何判断孩子是否对牛奶蛋白过敏呢？如果仅仅因为孩子喝了牛奶后出现湿疹、腹胀等症状，就判定为过敏显然太过于片面。因此，如果父母怀疑自己的孩子对牛奶过敏，可以去做专门的检查，通过科学的手段提前预防，避免孩子出现不适。

不要睡前喝牛奶

冬冬今年3岁，比同龄的孩子都长得壮实。妈妈平时制作的饭菜很讲究营养配比，冬冬也很少挑食。每天晚上睡觉前妈妈还会为冬冬准备一杯牛奶，让冬冬有一个优质的睡眠。但是最近冬冬突然开始不爱吃饭了，还总是牙疼。妈妈看到冬冬的牙齿变黑感到很奇怪，因为冬冬平时是很少吃零食的，也很少吃甜食，而且，每餐过后，妈妈都会带着冬冬刷牙漱口。后来妈妈带着冬冬去看医生，医生说冬冬的蛀牙主要是细菌感染引起的。在了解了具体的情况后，医生建议冬冬妈妈尽量不要让孩子在睡前喝牛奶，或者在喝牛奶后要让孩子漱口，因为睡前喝牛奶会影响肠胃休息，导致胃肠功能下降，而且给细菌提供了营养，导致口腔内的细菌滋生，进而产生蛀牙。

很多家长都会有意无意地培养孩子睡前喝牛奶的习惯，认为孩子在睡前喝饱就能踏实地睡觉，却忽视了孩子在睡前喝牛奶会出现的危害。案例中的冬冬妈妈一直十分注重冬冬的饮食营养、饮食卫生等，却忽视了睡前喝牛奶对牙齿的影响，导致冬冬出现了蛀牙。这也是目前很多妈妈经常忽视的一个问题。对于已经养成了睡前喝牛奶习惯的孩子，妈妈可以让孩子在喝完牛奶后喝几口白开水，避免牙齿疾病；或者将孩子的喝奶时间提前一个小时，减轻孩子的胃肠负担。

让孩子在睡前喝牛奶可以促进孩子的骨骼生长，也有助于提高孩子的睡眠质量。但是，孩子喝牛奶并不是越多越好，过量的牛奶反而会增加孩子的胃肠负担，容易导致肥胖；而且牛奶中虽然含有丰富的钙元素，但是含铁却很少，让孩子把牛奶当水喝，容易出现胀气现象，继而影响孩子的食欲。因此，妈妈要根据孩子的成长进程提供给孩子适量的牛奶，以保证孩子营养均衡，可以好好吃饭。

在现在的家庭中，牛奶已经成了孩子每天必需的食品之一。很多妈妈也都会为孩子提供各种各样的搭配，以保证他们的营养全面均衡。但是在日常的牛奶饮用中还存在着以下误区，妈妈们要对此加以注意：

1. 牛奶+鸡蛋

牛奶+鸡蛋的模式成了大多数家庭的早餐标配，其实这样的早餐并不科学。牛奶和鸡蛋都含有丰富的蛋白质，会让孩子产生饱腹感，但是缺少可以提供能量的葡萄糖，会导致孩子没有精力。因此，妈妈在准备早餐时可以搭配一些面包、饼干等淀粉类食物，或者是一些谷类食物，为孩子补充能量，促进孩子的生长发育。

2. 牛奶+巧克力

有些妈妈觉得牛奶是高蛋白食品，而巧克力是能源食品，同时将这两种食品提供给孩子既能供应给孩子足够的能量，又能补充蛋白质。其实不然。同时食用牛奶和巧克力会造成头发干枯、腹泻、生长缓慢等现象。因为牛奶中的钙会与巧克力中的草酸发生化学反应，生成对人体有害的草酸钙，既影响人体对钙元素的吸收，又不利于孩子的健康成长。

3. 牛奶要煮沸

由于孩子的抵抗力较差，很多妈妈都会将牛奶煮沸杀菌再提供给孩子，认为这样可以降低孩子的生病概率。其实市面上所售的牛奶一般都已经经过了杀菌处理，再次煮沸反而会破坏牛奶中的维生素和活性物质，降低牛奶的营养价值。

儿童补钙吃钙片

名言点灯

人应当善于鉴别哪些物品食用有益，哪些物品食用有害。这种智慧，是一味最好的保健药。

培根〔英国〕

钙是儿童生长发育必不可少的一种营养元素，其对于儿童的牙齿、骨骼的生长与智力的发育都具有重要的作用。很多父母都会想尽办法给孩子补钙，但是盲目地给孩子补钙是不科学的，并不利于钙质的有效吸收，而且过量的钙质摄入还会影响到铁、锌、镁等元素的吸收，进而影响到孩子的身体健康。

吃钙片是家长给孩子补钙时选择的最主要的方式。但是在选择补钙产品时，很多家长都会陷入一个误区，认为补钙产品卖得越贵含钙量就越高，补钙的效果也就越好，实际上大部分的儿童体内并不缺钙，而是缺少促使钙吸收的维生素D。因此，对于缺钙的孩子，家长在购买钙片时应该选择富含维生素D的产品，让钙元素更容易被吸收。

一般情况下，对于5个月以内的婴儿，母乳中的钙就可以满足婴儿的生理需求，用奶粉喂养的婴儿，每天钙质摄入量达到400毫克即可满足需求。由于大部分孩子在五六个月时就开始添加辅食，母乳喂养的量越来越少，此时可以适当地为孩子补充些奶制品、豆制品等含钙量较为丰富的食物。对于不吃母乳而喝牛奶的孩子，家长可以在医生的指导下为孩子补钙。

下表列出了孩子在不同年龄段所需的钙含量。

年龄（岁）	0~0.5	0.5~1	1~4	4~11	11~18
日需求量（毫克）	300~400	400	600	800	1000

一例一析

牛奶加钙不科学

妙妙在满6个月的时候开始添加辅食，为了保证妙妙每天的钙含量摄入，妈妈会让妙妙喝牛奶、吃钙片（磨成粉末）。到妙妙1岁半的时候，妈妈发现妙妙的牙齿参差不齐，咬合不正。于是妈妈带着妙妙去看医生，医生说妙妙的这种情况是缺钙引起的。妙妙妈妈很疑惑："每天都给妙妙喝牛奶、吃钙片，怎么还会缺钙呢？"医生给妙妙妈妈解释："牛奶和钙一起吃并不会让补钙的效果加倍。牛奶与钙片中的钙含量虽然都十分丰富，但是让孩子同时喝牛奶、吃钙片，或者在牛奶中添加钙粉，都会使牛奶与钙发生酪化反应，使得钙元素无法被人体吸收。因此，在两餐之间给孩子服用钙剂或者让孩子喝牛奶才是正确的补钙方式。”妈妈听了医生的话，才知道了自己的失误，在接下来的一个月，妈妈就让妙妙分开时间服用牛奶与钙片，再次检查时，妙妙的情况的确有所改善。

要保证孩子的钙质摄入，也不能盲目补钙。案例中的妙妙妈妈将钙含量丰富的牛奶与钙片同时提供给孩子，本想起到双倍补钙的效果，没想到事与愿违，反而造成了妙妙严重缺钙。这件事情需要引起我们的注意，妈妈在给孩子补钙时一定要遵从医生的指导，科学补钙。

还有一些父母觉得只要通过食补就能满足孩子对钙的需求，一般来说，对于超过6个月的婴儿，当前的饮食结构是无法满足他们对钙质的日常需求的，妈妈除了要提供含钙量丰富的食材之外，还要额外地帮助他们补充钙质。当然，补钙的量也要适当，要在保证正常饮食的前提下酌情给孩子服用补钙产品。

补钙要吸收

金金今年6岁，但是身高还不到1米，看起来也十分瘦弱，就像是4岁半的孩子。妈妈看到金金同班的男生个头都有1.2米左右，认为金金肯定是缺钙。于是，妈妈给金金买了各种各样的钙片，让金金有时间就吃一粒，金金甚至将钙片当成零食吃。但是这样补了两个月，还是丝毫没有效果。于是，妈妈带着金金去看儿科医生，确定金金个子低是因为缺钙。医生还指出："金金补钙没有效果应该是没有吸收，在选择钙片时要尽量选择含有维生素D的产品，或者在补钙的同时补充维生素D，这样可以更好地帮助孩子吸收钙质，起到良好的补钙效果。"妈妈听到医生这番话恍然大悟，在之后的饮食中，妈妈经常会提供含有维生素D的食物，经过一个多月的调整与改善，金金的各种不适症状逐渐得到了缓解，个头也逐渐地长高了。

科学补钙是每一位妈妈都应该牢记的准则。我们所说的"缺钙"在现代医学上被称为"维生素D缺乏性佝偻病"，因此，给孩子补充维生素D是避免缺钙的根本保证。给孩子补充维生素D主要有两种途径：一是带着孩子多晒太阳，通过阳光的紫外线照射皮肤转化而来；二是通过摄入相应的食物获得，如鱼肝油、鸡蛋、海带、虾皮、豆制品、坚果等。

孩子缺钙需要补钙时，父母也不能"病急乱投医"，将所有含钙量高的食品都给孩子吃，这样反而容易引起其他的疾病。而且，过量摄入维生素D也会出现中毒现象，如呕吐、头痛、腹泻、食欲降低等。因此，父母要在医生的指导下帮助孩子补钙，以便让孩子更好地吸收。

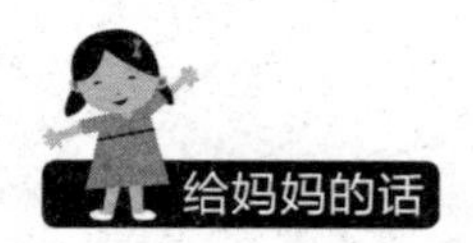

俗话说："药补不如食补。"孩子是很容易缺钙的，而且现在市面上的很多钙片都是带有甜味的，长期食用这些钙片会对孩子的味蕾产生影响，也会造成他们的食欲下降。因此，在平时的饮食中注重食物中的钙质吸收是十分重要的。那么，哪些食物可以作为补钙佳品呢？

1. 牛奶等奶制品

每100毫升牛奶含钙量约为100毫克，而且，牛奶中含有的多种氨基酸、乳酸、矿物质以及维生素等可以更好地促进钙的消化吸收。另外，酸奶、奶酪等其他奶制品的钙含量也十分丰富，妈妈可以将这些奶类制品作为孩子日常补钙的主要来源。

2. 海带等高钙海产品

海带中含有丰富的钙质，每25克海带中含有钙元素300毫克，是名副其实的高钙产品。妈妈可以用海带做汤或者拌凉菜，既增加孩子的食欲，又可以补充钙元素。食用海带和虾皮等海产品还可以有效地降低血脂，预防动脉硬化，为身体的健康提供保障。

3. 动物骨头

动物骨头中80%都是钙，很多妈妈在煮骨头汤给孩子补钙时却收效甚微。这是因为骨头中的钙不溶于水，自然也就很难被孩子吸收。在熬制骨头汤时，妈妈可以先将骨头敲碎，然后加入一些醋再煮，让骨头中的钙质释放出来，这样补钙就能达到理想的效果。

喝水无节制、不择时

名言点灯

节制饮食者永享康乐，暴饮暴食者疾病缠身。

——瓦鲁瓦尔〔印度〕

印度诗人泰戈尔说：“对我们的习惯不加节制，在我们年轻精力旺盛的时候，不会立即显出它的影响。但是它逐渐消耗这种精力，到衰老时期我们不得不结算账目，并且偿还导致我们破产的债务。”饮食也是如此，如果总是暴饮暴食，可能会获得一时的快感，或者节约了一些时间，但是长此以往，我们的身体受到的伤害会越来越严重。

很多家长都觉得喝水对孩子的身体好，因此总是在有意无意地培养孩子的喝水习惯。水固然是孩子的必需品，但是在让孩子喝水时，妈妈也不能毫无节制。当孩子生病脱水严重时，妈妈可以按照医生的嘱托让孩子喝水，但也要注意饮水要少量多次。在平时的日常生活中，妈妈要培养孩子良好的喝水习惯，让孩子爱上喝水，而不是渴急了才想起来喝，一次喝大半杯。

一例一析

喝水太急

然然4岁了，平时经常会和幼儿园的小伙伴一起做游戏，每次都会玩得满头大汗。然然回到家的第一件事就是喝水，平时妈妈看到然然这样，总是会劝他歇一会儿再喝，然然也很听话。这天然然回到家，妈妈没在厨房，然然就径直奔向饮水机接了一大杯凉水，咕咚咕咚全都喝下去了。刚喝下去的时候然然感觉浑身舒畅，很凉爽，也很解渴，但是过了十多分钟，然然突然感觉到肚子疼，还总是打嗝。妈妈看到然然这样就赶紧带着他去看医生，医生说这是刚运动完喝水太急造成的。回到家后，然然由于肚子胀不舒服，也吃不下去饭。有了这次的经历，然然知道了喝水太急的坏处，也逐渐地改变了以往不好的饮水习惯。

不好的喝水方式会影响人的身体健康。很多孩子在运动完都会急切地想要喝水，这时妈妈需要给孩子耐心地讲解，让孩子知道刚运动完就大量喝水会对身体造成损害。而且，在喝水时最好让孩子选择白开水，或者温开水，而不是喝凉水，以免胃肠受到刺激，损害身体。

大部分孩子在平时是想不起来要喝水的，他们往往会在感觉到渴的时候一次性大量饮水，这样的饮水方式是不值得提倡的。一方面，孩子一次性大量饮水会淡化胃酸，减少胃液，从而影响到食物的消化，造成消化系统疾病；另一方面，孩子在口渴时喝水往往会过快、过急，甚至有时会把空气一起吞咽下去，容易造成腹胀或打嗝等。因此，家长要让孩子多次、少量饮水，养成健康的饮水习惯。

边吃饭边喝水

3岁的茵茵经常会在吃饭时喝水，由于喝水饱腹，茵茵每顿饭都吃得不多。为了让茵茵可以多吃点饭，妈妈就跟茵茵商量，让她在饭后喝水，但是尝试了几天之后，茵茵觉得饭后喝水很撑，很不舒服，于是又回到了一边吃饭一边喝水的状态。这样的状态持续了3个月，茵茵不仅没有长高，反而变得皮肤发黄，像营养不良似的。

妈妈担心茵茵得了什么病，于是带着茵茵去看医生。医生说茵茵的消化系统较差，无法很好地吸收营养。一般来说，3岁的孩子正处于长身体的关键期，由于日常的消耗量比较大，他们会吃很多食物，但是茵茵每顿饭都吃得很少，这样的情况让医生很诧异。经过详细的了解，医生知道了茵茵边吃饭边喝水的习惯，便对茵茵妈妈说："孩子边吃饭边喝水是不好的习惯，吃饭时主要靠胃液来消化食物，孩子喝水就会稀释胃液，导致食物不消化，营养不吸收，容易导致积食。而且，喝水会增加饱腹感，这也就是为什么孩子每次吃得不多已经都感觉到饱了的原因。"

听了医生的这番话，妈妈知道了自己的失误。在接下来的饮食中，妈妈通常都会让茵茵在饭前一小时或者饭后半小时再喝水，如果茵茵在吃饭时还觉得口渴，妈妈会给茵茵盛一碗汤。经过一个多月的调理，茵茵的脸色终于红润了，饭量也见长了。

孩子的很多习惯都应该引起父母的重视，对于不良的饮食与生活习惯，父母更应该及时地帮助孩子改正，以免出现更严重的后果。不仅一边吃饭一边喝水会影响到食物的消化吸收，在饭前与饭后喝水都容易造成消化不良。由于孩子的消化液中消化酶的数量比成人少，因此，消化功能也较差，而在饭前或饭后喝水时都会稀释消化液，减弱消化能力，长此以往便会出现消化不良、食欲不振等情况。

为了避免孩子在吃饭时口渴，父母可以让孩子在饭前一小时喝点水，或者是在准备饭菜时预备一碗清淡又有营养的汤，这样孩子在吃饭口渴时，就可以用汤代水。这样既不会影响孩子的消化功能，还有利于对食物的消化吸收。但是父母要注意，让孩子吃汤泡饭是不可取的，很多孩子在吃汤泡饭时都不会细嚼慢咽，这反而会加重胃的负担。

孩子喝水的量、喝水时间都有讲究。妈妈不能纵容孩子的任性，而影响了他们的一生。好的喝水习惯与方式有助于孩子拥有一个健康的身体，妈妈在让孩子喝水时要注意以下三点：

1. 喝水不是越多越好

孩子的生长代谢旺盛，对水的需求量也会相对高一些。但是由于他们的水代谢功能还未完善，如果让孩子喝太多的水很容易影响到他们的身体健康。而且，由于孩子的排尿调节功能还不稳定，喝水太多也可能导致尿频、遗尿等病症。因此，妈妈应该控制孩子的饮水量。

2. 尽量避免睡前喝水

成年人在睡前喝水，第二天大多会出现眼袋浮肿等反应，而孩子的肾脏功能发育不完全，如果让他们睡前喝水，不仅会加重他们肾脏的负担，还会因为夜间要排尿影响睡眠质量。因此，妈妈可以让孩子在睡前一小时少量饮水，让孩子逐渐养成健康的饮水习惯。

3. 不要喝冰水和太热的水

除了要让孩子注意饮水量与饮水时间外，妈妈还要注意提供给孩子合适的水。以免影响孩子的肠胃功能。比如：夏天不能让孩子喝冰水，而可以喝常温的凉开水；冬天不能让孩子喝太热的水，而可以喝温开水。

喝高汤补营养，越多越好

名言点灯

正和满储着食物的房子容易住满老鼠一般，食物太多者的身体，会多疾病的。

狄更斯〔英国〕

越来越多的家长关心孩子的健康成长与大脑的发育，这也就使得孩子在成长过程中接触到了越来越多的营养补品。除了平时所需的钙剂、牛奶等食物，家长在家庭饮食方面也越来越注重给孩子“进补”。而高汤就成了餐桌上最为常见的一种食物。

高汤主要是指用老母鸡、鸡骨、猪骨、冰糖、桂圆肉、生姜等材料熬制而成的清汤，营养十分丰富。高汤可以作为一种烹饪辅料，做菜时不加水而加高汤，会使菜的味道更加鲜美，其中鲁菜就是典型的代表。鲁菜具有“善用高汤、无汤不成菜”的鲜明特点，这就是为什么鲁菜多以“鲜”闻名的原因。

熬制高汤为孩子补充营养确实能达到较好的效果，但是经常让孩子喝高汤会造成营养过剩，引起肥胖等。而且，很多父母在让孩子喝熬制的高汤时，往往会让孩子多喝、快喝、趁热喝，这样的喝汤习惯对于孩子的身体成长也是十分不利的。

一例一析

趁热喝

松松5岁了，平时家里人都很注重给他补充营养，基本一周就会熬制一次鸡汤或者骨头汤。松松在喝汤时，奶奶也会经常催促他：“趁热喝，热乎的汤更有营养，喝起来也更香。”“天冷，多喝点汤，既有营养，又可以暖胃，就不会感觉冷了。”松松每次都听奶奶的话，乖乖地喝汤。

这天，妈妈又熬制了一锅猪骨汤，给松松盛出一碗放在了餐桌上。过了一会儿，奶奶去试了试温度，感觉差不多了，就叫松松来喝汤。松松刚喝了一口就尖叫起来：“啊，好烫！舌头疼！”一边说还一边吐舌头。奶奶看到松松这个反应，就尝了尝这碗汤，感觉温度还可以。又过了一会儿，奶奶又喊松松来喝汤，松松虽然不情愿，但还是乖乖地过去了，喝了两口，就觉得喉咙痛，嗓子十分不舒服，说什么都不肯再喝了。起初妈妈以为松松是装的，便没在意，可是到吃晚饭的时候松松一口饭都没吃，甚至喝水都是小口小口地喝，妈妈这才意识到问题的严重性，于是赶紧带着松松去看医生了。医生说松松是喝汤烫到了，造成了黏膜损伤，以后要尽量避免喝太热的汤，长期喝热汤还很容易引发食管癌。

案例中的情景存在于大多数的家庭中，父母、长辈经常都会让孩子趁热吃、趁热喝，想让孩子吸收更多的营养，殊不知这样会损害孩子的健康。尤其是在冬天，家长总是希望孩子可以喝到热腾腾的汤，于是在汤降到常温时，家长又会去热汤。由于人体的口腔、食道能忍受的最高温度在60℃左右，小孩子的承受能力更低，因此，这样的做法无疑会影响到孩子的口腔健康。

喝高汤可以给孩子补充营养，但是父母也要注意让孩子喝汤的方法，既不能操之过急，让孩子喝烫嘴的汤，也不能让孩子喝已经凉了的汤。在孩子的成长过程中，父母要给予足够的关注与照料，以更好地促进孩子的健康成长。

喝汤快会发胖

秀秀是一个可爱的3岁小女孩，活泼开朗，深受幼儿园老师和同学的喜爱。但是随着秀秀的成长，她变得越来越胖，到4岁时体重就已经达到40千克了。秀秀每天都会跟小伙伴们一起做游戏，却总也瘦不下来。秀秀妈妈担心要是继续按照这个势头发展下去，秀秀可能会得其他的疾病，于是找到了儿科专家。在咨询了专家并做了一系列的检查后，发现秀秀的身体并没有什么大问题，肥胖很可能是营养过剩或者吃饭过饱引起的。秀秀妈妈就说出了秀秀吃饭很快的问题，为了跟小伙伴们一起出去玩，秀秀经常几大口就把汤喝完了。找到了问题的根源，在之后的饮食中，妈妈就十分注意秀秀的吃饭速度，并严格规定了秀秀的吃饭时间。经过一个多月的调理，秀秀的身体不再虚胖了，看起来也比以前有力量了。

孩子为了玩而加快吃饭、喝汤的速度在我们的日常生活中是十分常见的。父母不能纵容孩子的这种行为，而要及时地约束孩子，让孩子养成良好的饮食习惯。汤中的营养丰富，孩子喝汤快很容易出现已经吃饱了但还没有意识到的情况，继而孩子会因为吃过量的食物而肥胖，而且，营养过剩会给孩子的身体健康带来其他不利的影响。

父母要让孩子慢慢喝汤，这样孩子不仅可以品尝到汤的美味，有足够的时间去消化食物，还会慢慢地产生饱腹感，从而可以避免饮食过量。而且，细嚼慢咽的饮食方式有助于孩子消化系统的发育，减轻消化系统的负担。

俗话说："饭前喝口汤，胜过良药方。"这是有一定道理的。饭前喝汤，可以对口腔、咽喉、食道等起到一定的润滑作用，为接下来吃正餐铺好路，避免干硬的食物刺激消化道黏膜。在让孩子喝汤时，妈妈要注意以下几个方面：

1. 避免只喝汤不吃“渣”

喝高汤可以补充营养，但是汤中的营养远没有食物中含有的多。因此，对于营养不足的孩子，妈妈除了要让孩子喝高汤外，还要鼓励他吃“汤渣”，如熬排骨汤时，妈妈可以让孩子多吃排骨、多啃骨头等。当然，对于营养充足的孩子，则只要让他们按照自己的口味与食欲来选择就可以了。

2. 避免饭后喝汤

饭后喝汤是很多家庭的饮食习惯，但是这种做法并不可取。人们在吃完饭时大多都处于吃饱的状态，此时再喝汤很容易导致营养过剩，引起肥胖。尤其对于孩子来说，他们的肠胃功能发育还不完善，饭后喝汤会加重孩子的肠胃负担。因此，妈妈要尽量避免让孩子饭后喝汤，父母也要给孩子树立一个健康饮食的榜样。

3. 避免晚餐喝汤

汤的营养价值高，晚餐喝汤不仅容易引起肥胖，孩子还会因为喝汤过多而排尿频繁，从而影响睡眠质量，进而影响到孩子的生长发育。因此，妈妈应尽量让孩子在午餐前喝汤，如果晚餐要喝汤，让孩子尽量少喝，并要在晚餐前半小时喝。

零食就是垃圾食品

名言点灯

有规律的生活原是健康与长寿的秘诀。

——巴尔扎克〔法国〕

垃圾食品指的是那些仅提供给人体热量而无其他营养元素或者其提供的物质超过人体所需而变成多余成分的食物。常吃垃圾食品不仅容易引起肥胖，对身体的其他器官也有损害，如油条等油炸类食品容易导致心血管疾病，膨化食品容易导致糖尿病等。

我们都知道“病从口入”，随着生活水平与认知能力的提高，人们越来越注重食品的安全、卫生，杜绝垃圾食品、减少垃圾食品也成了大多数人的基本饮食原则。但是由于对垃圾食品的认识不清，很多父母都认为零食就是垃圾食品，对孩子的身体健康不利，于是会选择禁止孩子吃零食。这样偏激式的做法很容易造成孩子的反感，进而会影响到亲子关系。

下表列出了世界卫生组织公布的十大垃圾食品。

垃圾食品类别	代表食品	害处
油炸类	油条、薯条、薯片	破坏维生素，使蛋白质变性，是心血管疾病元凶
腌制类	咸菜	常食会导致高血压，加重肾脏负担
加工类肉食品	熏肉、腊肉	含致癌物亚硝酸盐与防腐剂，加重肝脏负担
饼干类	饼干、糖果	食用香精和色素过多，热量多，营养成分低
汽水可乐类	汽水饮料、可乐	含糖量高容易引起肥胖，磷酸带走体内大量钙
方便类	方便面、膨化食品	热量高，营养少，防腐剂和香精会损伤肝
罐头类	水果罐头、肉罐头	破坏维生素，使蛋白质变性，热量高，营养成分低
蜜饯果脯类	蜜饯、话梅、果脯	含致癌物亚硝酸盐与防腐剂，加重肝脏负担
冷冻甜品类	冰淇淋、冰棒	含奶油易导致肥胖，含糖量高
烧烤类	烤串、铁板烧	含致癌物三苯四丙吡，使蛋白质变性，加重肾脏、肝脏负担

父母在考虑孩子的日常饮食时，要尽量避免提供给孩子垃圾食品，但是要完全地杜绝零食是不现实的。对孩子来说，零食不仅可以作为正餐之间补充能量的能量品，还能让孩子在吃零食的过程中享受到乐趣。父母可以为孩子提供健康的零食，还可以严格地控制孩子的零食摄入量、吃零食的时间等，让孩子养成良好的吃零食的习惯，不会出现因吃零食过多而影响正餐的现象。

一例一析

垃圾食品有害健康

楠楠今年6岁了，平时吃零食比较多，由于并没有影响楠楠吃饭，所以父母也都没有在意。每天吃完早饭、午饭，楠楠也会吃些零食，如蛋糕、巧克力等，下午从幼儿园放学回家，楠楠都会去炸鸡店买两个炸鸡腿吃。随着个头的长高，楠楠的身体也逐渐地变胖。

有一次，幼儿园组织了运动会，楠楠参加了接力跑，但是跑了一会儿就上气不接下气的，跑到一半路程时竟晕倒了。老师赶紧将楠楠送到了校医室，楠楠妈妈也很快地赶了过来。医生说楠楠的身体是虚胖。由于长期吃高热量的零食与油炸食品，能量的供应已经远远超出了楠楠日常所需的热量，进而造成了肥胖；而且这些垃圾食品中含有的营养物质有限，导致了楠楠营养不足。经过这次的事件，妈妈就严格地控制了楠楠每日的零食量，并避免楠楠再吃垃圾食品。经过一个月的调理，楠楠的身体与精神面貌都有了很大的改善。

垃圾食品对人的身体健康有害，这是众所周知的。小孩子的消化能力还处于不断完善的过程中，长期食用高热量、油炸的食品就很难消化，久而久之，这些能量逐渐堆积并会转化成脂肪，进而导致肥胖。而且，孩子的身体处于生长发育的关键时期，垃圾食品中缺乏孩子必备的各种营养元素，自然也就无法保证他们的健康成长。

我们常说："亡羊补牢，为时未晚。"如果你的孩子一直偏爱垃圾食品，那么从现在开始，你要引导并帮助孩子拒绝垃圾食品，提供给孩子健康的零食，如低温烘烤的食物、全麦饼干等；如果你的孩子一直都保持着良好的饮食习惯，那么请继续坚持。

制定零食时间

辰辰很喜欢与小伙伴们一起玩，经常跑、闹会消耗很多的能量，所以辰辰几乎每天上午10点、下午3点都会回家吃零食。辰辰吃的零食都是妈妈提前准备好的，如水果蔬菜沙拉、坚果、薄脆饼干、自制烙饼等。而且为了避免辰辰出现消化不良的情况，妈妈还与辰辰约定每天回到家后要休息15分钟才能开始吃零食，吃完零食后最少要等15分钟才能再出去玩儿。由于辰辰经常都是累了、饿了才回到家吃零食，所以对于这个约定辰辰也是十分乐于遵守的。鉴于辰辰的表现良好，妈妈也会偶尔让他吃一些垃圾食品，如带着辰辰去吃薯条汉堡等，或者是吃比萨、奶油蛋糕。由于饮食规律又健康，辰辰很少生病，虽然只有5岁，但是身体看起来很有力量。

大多数孩子看到没有吃过的食物都会想要尝试，尤其是看到其他的孩子在吃“对身体不好”但是“看起来很好吃”的食物时，因此，让孩子完全不吃垃圾食品是不现实的，只要不是长期吃垃圾食品，就基本不会损害孩子的身体健康。

父母可以与孩子约定每天吃零食的时间，并提供给孩子多种可供选择的健康零食。如果父母极力地拒绝孩子吃高热量、油炸食品，孩子只会对这些食物更加渴望，而如果父母适时地满足了孩子的愿望，他们就会很快忘记这件事，并继续保持着健康的饮食习惯。

很多父母都觉得零食就是垃圾食品，其实不然，零食中有热量比较高的食品，也有对孩子的身体发育有积极影响的食物。而且由于所含的热量与营养素不同，只要保证吃的频率，就几乎不会损害到孩子的身体健康。通常来说，给孩子吃的零食可以分为以下三种类型：

1. 经常食用型零食

这类零食的主要特点是低脂、低盐、低糖，在保证适量饮食的基础上，孩子可以每天食用。如煮玉米、豆浆、全麦饼干、西红柿、地瓜、土豆、香蕉、桃子、苹果、芹菜汁、西瓜汁、纯酸奶等。

2. 适当食用型零食

这类零食的主要特点是中脂、中盐、中糖，含有人体所需的部分营养元素，但是吃多容易导致肥胖，孩子应以每周食用1次为宜。如松花蛋、火腿肠、蛋糕、蚕豆、苹果干、琥珀核桃干、奶酪、奶片、山楂饮料、乳酸饮料等。

3. 限制食用型零食

这类零食的主要特点是高脂、高盐、高糖，长期食用对人体危害极大，孩子食用的频率应每月不超过1次。如棉花糖、水果糖、炸鸡块、炸鸡翅、奶油夹心饼干、蜜枣脯、炼乳、薯片、可乐、冰淇淋等。

用水果代替蔬菜，用果汁代替水果

名言点灯

人应当善于鉴别哪些物品食用有益，哪些物品食用有害。这种智慧，是一味最好的保健药。

培根〔英国〕

很多孩子都不爱吃蔬菜，为了让孩子能够营养均衡，很多妈妈便想要用水果代替蔬菜帮助孩子补充多种营养。但是其实水果和蔬菜各有各的优势，其中含有的营养物质与相应的含量也有所差别。因此，用水果代替蔬菜的做法是不科学的，也是不可取的。

相对于水果，蔬菜所含的营养比较丰富，所以水果无法代替蔬菜；同样的，蔬菜也无法代替水果，因为大多数水果中都含有有机酸，可以刺激消化液的分泌，促进肠胃消化。因此，在孩子的成长过程中，父母要尽量避免孩子出现偏食、挑食等情况，提供给孩子多种食材，以保证孩子身体良好的生长发育，保证营养均衡。

由于果汁具有易消化吸收、便于食用的特点，也有很多父母试图用果汁代替水果，帮助孩子补充维生素，其实水果在榨成汁的过程中会因为氧化破坏或者过滤流失一些营养素，而且，果汁的含糖量较高，如果长期利用果汁代替水果，很容易引起孩子发胖，并易造成龋齿。因此，用果汁代替水果的饮食方式也是不可取的。

一例一析

水果不可以代替蔬菜

心心在8个月的时候就开始出现挑食的行为，对饭桌上的蔬菜一口不吃，偶尔吃到了也会吐出来，而吃到蒸熟的水果时就会很高兴，她自己也会主动地拿过去吃。

为了让心心的营养均衡，妈妈就经常将蔬菜与水果混合制作，如将胡萝卜和苹果混合做稀粥，白萝卜和梨一起煮汤等，由于苹果和梨都很甜，在吃这些食物时心心也都很爱吃。但是随着心心的长大，她对自己不爱吃的食物越来越敏感，尤其是在2岁的时候，只要看到某道菜里有自己不爱吃的蔬菜，这道菜心心就一口都不吃，甚至会赌气不吃饭。妈妈看到心心这样，又尝试了几次，但都没有效果。

在之后做菜时，妈妈就按照心心的口味，尽量做她爱吃的饭菜，餐桌上逐渐少了绿色蔬菜，而多以水果制作而成的菜式代替。这样的状况持续了半年，心心就出现了便秘、精神不集中等症状。后来，经过医生的诊治与悉心的调理，心心终于改变了以往不良的饮食习惯，妈妈也认识到了在饮食中用水果代替蔬菜对孩子的危害。

对孩子来说，蔬菜的口感与口味都比不上水果，尤其是很多水果都很甜，这更是让孩子对水果情有独钟。但是这并不能作为用水果代替蔬菜的一个理由。人体所需的无机盐与多种维生素主要来源于蔬菜，而且蔬菜与水果中含有的维生素C与矿物质的含量差别也较大，如果用水果代替蔬菜是很难满足孩子的营养需求的。

另外，蔬菜中含有的糖分以多糖为主，其在进入人体后需要经过消化道内的多种酶水解才能转化成单糖，继而被人体吸收，这个过程较为缓慢；而水果中所含的糖分大多为单糖或双糖，这些糖在进入人体后稍加消化就可以进入血液，进而被人体吸收。过多的糖分会转化成脂肪，引起肥胖。

喝果汁不如吃水果

贝贝是个可爱乖巧的3岁小女孩，每天早、晚妈妈都会给贝贝准备一杯鲜榨果汁，贝贝也很听话地喝下去。但是有一天贝贝突然说牙疼，妈妈看到贝贝的牙齿有些都发黑了，虽然并不知道是什么原因引起的，但妈妈还是决定开始让贝贝刷牙。起初贝贝坚持得很好，但是牙疼一直让贝贝无法好好吃饭、睡觉。妈妈咨询了医生后才知道喝果汁容易导致蛀牙，长期喝果汁还会导致肥胖，甚至影响正常的饮食。后来，妈妈就逐渐地改变了贝贝的日常饮食计划，不再用果汁代替水果给贝贝提供营养了。

夏天天气热，很多父母都会让孩子喝一杯鲜榨果汁，既可以解暑，又可以提供多种营养。但是很多父母都忽视了果汁的缺点，水果在制作成果汁的过程中损失了大量的膳食纤维和维生素C，而且果汁的含糖量比水果高很多，这也是喝果汁容易引起蛀牙的原因。

人们在吃水果时要不断地咀嚼，多次的咀嚼会让人产生一种饱腹感，而喝果汁要达到相同的感觉，就需要两杯甚至三杯，这会让孩子在无形间摄入更多的糖类，从而引发肥胖。而且，一次喝果汁过多会引起腹胀，在正餐时孩子的食量就会下降，从而影响孩子正常的饮食。

给妈妈的话

果汁没有水果的营养丰富，那是不是代表我们就要放弃果汁，而专注于让孩子吃水果呢？其实没有必要。只要妈妈在榨汁之前做一些相应的准备工作，就可以榨出一杯富含营养的果汁。

1. 选择含水量高的新鲜水果

新鲜水果中的营养素没有损失，而且含水量高的水果才能榨出果汁，如西瓜、柠檬、猕猴桃、苹果、菠萝等。当然，为了给孩子补充多种营养，妈妈也可以榨蔬菜汁，如番茄汁、苦瓜汁等。

2. 榨汁之前热烫处理

在榨汁的过程中，水果中的维生素C很容易被氧化酶氧化而遭到破坏。如果在榨汁之前把水果放在沸水中烫一下，就可以“杀灭”氧化酶。这样做不仅可以减少维生素的损失，还可以增加出汁率，提高果汁的营养价值。

3. 果汁中放柠檬片

鲜榨的果汁很容易氧化变质，在果汁中加入一片柠檬片可以有效地抑制氧化酶的活性，从而起到保护营养素的作用，也可以让果汁的保鲜时间更长，喝起来更美味。

彩色水饺

宝宝不爱吃蔬菜，换种方法，让宝宝爱上蔬菜！将蔬菜榨成汁，和入面粉，做出饺子皮，包成彩色水饺，让宝宝看得高兴，吃得开心。（注：适合9个月以上的宝宝。）

食材

胡萝卜2根，猪肉末50克，香菇3朵，鸡蛋1个，白菜、面粉、盐、姜末、植物油、葱花各适量。

做法

1．将胡萝卜切块放进榨汁机榨成汁，取适量面粉倒入胡萝卜汁。

2．将香菇洗干净切成丁，白菜洗净切碎。

3．将鸡蛋打破磕入盛有猪肉末的碗中，并将香菇丁、白菜碎、盐、姜末、植物油、葱花都放入碗中，搅拌均匀。

4．将胡萝卜汁面团分成小剂，擀成面皮，包入猪肉馅。

5．锅中加入适量水烧开，下入胡萝卜水饺，煮3~5分钟（宝宝年龄小的话可以多煮一段时间）。

好看又好吃的彩色水饺就可以出锅啦！

食物相克一览表

食物	后果	食物	后果
豆腐+蜂蜜	同食耳聋	鸡蛋+地瓜	同食会腹痛
洋葱+蜂蜜	同食伤眼睛	萝卜+木耳	同食会得皮炎
土豆+香蕉	同食生雀斑	海带+猪血	同食便秘
酸牛奶+香蕉	同食易产生致癌物	猪肉+豆类	同食易腹胀气滞
牛奶+橘子	同食会腹胀、腹泻	猪肉+百合	同食会中毒
牛奶+菠菜	同食会引起痢疾	羊肉+栗子	同食易引起呕吐
鹅肉+鸭梨	同食伤肾脏	羊肉+西瓜	同食伤元气
番茄+绿豆	同食伤元气	鲫鱼+蜂蜜	同食会中毒
芹菜+兔肉	同食脱头发	栗子+豆腐	同食易导致结石
大葱+大蒜	同食伤胃	白酒+胡萝卜	同食易肝中毒
螃蟹+柿子	同食会腹泻	白酒+牛肉	同食易牙齿发炎
虾+果汁	同食会腹泻	白酒+柿子	同食心闷
虾+南瓜	同食会引起痢疾	花生+黄瓜	同食易腹泻
虾皮+红枣	同食会中毒	田螺+玉米	同食易中毒

我相信，当你看到这里的时候心中已经有底了，不再像之前一样不知所措。但是，每个孩子都是独一无二的天使，同一种方法不一定对每个孩子都有效。面对孩子出现的饮食问题，家长要学着因材施教，采用孩子可以接受的、感兴趣的方式来教育，以达到事半功倍的效果。

同时，榜样的力量是无穷的，家长作为孩子的第一任老师，为孩子树立良好的榜样是责无旁贷的。并且，随着孩子的渐渐长大，家长也要结合孩子的心理发展特点施行言传身教，让孩子逐渐养成健康的饮食习惯。

家长们是不是已经跃跃欲试想要实际应用了呢？那就赶快行动起来吧！相信孩子在你的科学教育与用心呵护下一定能好好吃饭，茁壮成长！